世界中医药学会联合会医养结合专业委员会
中国中西医结合学会养生专业委员会　　　组织编写

疫病恢复期中西医结合
康复方案专家共识

主编　李显筑　陈玉琢　姚树坤

U0104431

全国百佳图书出版单位
中国中医药出版社
·北 京·

图书在版编目（CIP）数据

疫病恢复期中西医结合康复方案专家共识／李显筑，
陈玉琢，姚树坤主编．--北京：中国中医药出版社，
2024.1

ISBN 978 - 7 - 5132 - 8620 - 6

Ⅰ.①疫⋯　Ⅱ.①李⋯ ②陈⋯ ③姚⋯　Ⅲ.①中西医
结合-康复医学　Ⅳ.①R49

中国国家版本馆 CIP 数据核字（2023）第 251311 号

中国中医药出版社出版

北京经济技术开发区科创十三街 31 号院二区 8 号楼
邮政编码　100176
传真　010 - 64405721
廊坊市祥丰印刷有限公司印刷
各地新华书店经销

开本 710×1000　1/16　印张 12　字数 146 千字
2024 年 1 月第 1 版　2024 年 1 月第 1 次印刷
书号　ISBN 978 - 7 - 5132 - 8620 - 6

定价　85.00 元
网址　www.cptcm.com

服 务 热 线　010 - 64405510
购 书 热 线　010 - 89535836
维 权 打 假　010 - 64405753

微信服务号　zgzyycbs
微商城网址　https://kdt.im/LIdUGr
官 方 微 博　http://e.weibo.com/cptcm
天猫旗舰店网址　https://zgzyycbs.tmall.com

如有印装质量问题请与本社出版部联系（010 - 64405510）

《疫病恢复期中西医结合康复方案专家共识》
专家委员会

主 任 委 员　陈玉琢　姚树坤　李显筑

副主任委员（以姓氏笔画为序）

于　康	于雪峰	于福年	马晓昌	王　丹
王　艳	王旭东	王德凤	毛　威	孔繁军
邓跃毅	朱胜红	刘秀萍	关立峰	杨志云
杨善军	吴滨江	宋福印	陈　宏	陈　超
范明明	姜长青	唐　强	商晓英	储真真

委　　　员（以姓氏笔画为序）

于洪军	马　莉	马振旺	王　成	王　军
王　怡	王　宫	王　楠	王义军	牛　阳
邓月娥	冯　军	冯　浩	吕沛宛	刘　汶
刘志敏	孙贵香	李　岩	李红梅	李景义
杨易木	杨思进	杨俊丽	杨常青	邵晓鸿
宋　英	张　杨	张大武	张军平	张丽萍
张育荣	张荣兴	张绪富	张湘龙	陈　斌
陈小玎	陈　斌	房　敏	赵昌林	修丽梅
闻　杰	姜益常	宫爱民	莎　玫	高建嵘
郭　华	黄秋贤	阎兆君	董建萍	曾　嵘
曾瑶池	赛序波	樊　旭	魏　丹	

《疫病恢复期中西医结合康复方案专家共识》
编写委员会

主　编　李显筑　陈玉琢　姚树坤

副主编（以姓氏笔画为序）

于　康	于雪峰	于福年	马振旺	马晓昌
王　丹	王　艳	毛　威	孔繁军	邓跃毅
朱胜红	刘秀萍	关立峰	杨志云	杨善军
宋福印	张　立	陈　宏	陈　超	范明明
姜长青	唐　强	商晓英	储真真	

编　委（以姓氏笔画为序）

丁砚秋	王　浩	王　磊	王宇佳	王安铸
王俊英	冯　浩	冯梓誉	朴　晴	曲方园
曲姗姗	吕金仓	吕玲春	仲子星	刘朝宏
关秋红	孙　晨	孙润花	孙敬辉	苏庆珠
李　丹	李　交	李　玲	李　勇	李　然
李心怡	李保龙	李晓红	李逸文	李德亮
杨　丽	杨　娜	杨　豪	杨立伟	杨敏春
杨新娣	吴　愿	佘静怡	汪　涛	张　晨
张艺川	张宏伟	张湘龙	陈旭娇	陈君逸
陈晶晶	陈新宇	范垟禹琪		金肖青
庞　杰	庞铁良	庞浡仚	郑　雯	郎笑飞
赵祎琪	姜艾利	高　风	郭　心	郭丽君
唐祎周	黄建祎	常玉新	梁伟平	彭美莲
董术发	解宇晴	蔡　雪	蔡胜杰	裴　飞
廖峥娈	魏　薇			

　　《疫病恢复期中西医结合康复方案专家共识》（以下简称《专家共识》）由中医、中西医结合、康复医学、营养等多学科专家学者共同编写，针对近几年疫病恢复期的发病情况和病变特点，提出运用中西医结合疗法和中医药保健方法扶正祛邪，促进疫病恢复期患者尽快康复，防止疫病毒邪引发或加重其他基础疾病而造成严重后遗症。近年发生的疫病一方面与既往发生的疫病具有共性，例如起病急骤、传变迅速、病情凶险、具有较强的传染性和流行性；另一方面又具有其特殊性，例如南北方疫病的病邪性质和病情轻重及疾病转归等有较大差别，特别是2022年年末的疫病，其传染的广泛性和流行的迅速性在人类历史上罕见。本次疫病带来的后遗症也是有目共睹的，故《专家共识》详细介绍了中医药治疗疫病后遗症的原则、方法和临床经验，并且编写了中医针灸治疗、膳食疗法等综合康复方案。《专家共识》重点关注了疫病恢复期特殊人群的治疗与康复，例如年老体弱者、儿童、有基础疾病者。临床实践证明，中西医结合治疗疫病具有良好的疗效优势，应当广泛推广。疫病恢复期要采取个性化干预方案，充分发挥中医药治疗疫病和病后康复的良好疗效优势，在临床中不断积累经验，及时交流，提高医疗和康复水平。

应当看到，目前疫病传播情况仍存在诸多不确定因素，例如疫病后遗症的危害程度与持续时间长短等都需要在临床中持续观察、持续干预，直到疾病彻底康复。

本书编委会

2023 年 8 月

目 录

一、恢复期定义与临床表现

（一）恢复期定义

疫病又称瘟疫，是具有强烈传染性并能引起流行的一类疾病的总称。根据其疾病性质寒热之不同，可分为温疫、寒疫和杂疫三类。疫病恢复期是指疫病经过急性期后，余邪未尽、正气受损、脏腑虚弱的机体恢复阶段。疫病恢复期一般以正气亏虚为主，由于瘟疫病邪的性质不同，所损伤脏腑也存在较大差异，因此疫病恢复期的临床表现也是多种多样的。例如瘟疫毒邪伤肺者多表现为呼吸气道症状，例如咳嗽、胸闷、气短等；瘟疫毒邪伤心则表现为心之气血亏虚或心脉瘀阻症状，例如胸痛、胸闷等。

（二）临床表现

疫病恢复期临床表现呈现多样性。恢复期全身症状可见倦怠乏力，神疲懒言；呼吸系统可见呼吸气短，体力活动后或较长时间说话后气短乏力加重，声音嘶哑或咽干咽痛，干咳少痰或咳嗽有痰；循环系统可见胸闷，胸痛，心慌，气短；神经系统可见头痛，眩晕，味觉减退，嗅觉减退，食欲减退，焦虑，抑郁，思维迟缓，不寐等；血液系统可因高凝状态出现深静脉血栓形成，肺栓塞；消化系统可见食少纳呆，恶心呕吐等；女性可见表现为月经失调，月经先后不定期或提前闭经等。

参考文献

[1] 冯全生. 瘟疫学 [M]. 北京: 中国中医药出版社, 2023.

[2] 张丽秀, 杨海淼, 邓乔幻, 等. 新型冠状病毒肺炎后遗症治疗研究进展 [J]. 长春中医药大学学报, 2023, 39 (6): 687 – 693.

（李显筑、陈玉琢、姚树坤、王丹）

二、恢复期分型辨证

（一）肺脾气虚

1. 临床表现　咳喘日久，痰白而稀，胸闷气短，声低神疲，自汗，易感冒，食少，脘胀，便溏，肢困，甚至面浮足肿。舌淡，苔白，脉细弱。

2. 推荐方药　六君子汤（《妇人大全良方》）加减。人参、白术、茯苓、甘草、陈皮、半夏、防风、黄芪、五味子、桂枝等，水煎服。

3. 中成药　补中益气丸、潞党参口服液、参芪扶正注射液。

4. 健康食品　黄精、山药、益生菌、灵芝孢子粉。

5. 非药物疗法

①针刺治疗：内关、中脘、足三里、脾俞、胃俞、章门、建里、肺俞、气海、太渊。采用平补平泻法，得气为度，留针 30 分钟，每日一次。

②灸法治疗：艾条温和灸足三里、石门、关元、气海、肺俞、脾俞。

6. 推荐药膳

①药膳：补虚正气粥（《中华药膳》）。黄芪 30g，人参 10g，粳米 90g，白糖适量。制法：将黄芪、人参切片，用冷水浸泡半小时，入砂锅煎沸，煎出浓汁后取出，再在参芪锅中加入冷水如上法再煎，取汁，

将一、二煎药汁合并后再分两份，早晚各用一份，同粳米加水煮粥，粥成后加入白糖。

②代茶饮：白术5g，赤茯苓5g，人参5g，炙甘草5g。煮水或沸水浸泡，代茶饮用。

参考文献

[1] 陈潮祖. 中医治法与方剂 [M]. 5版. 北京：人民卫生出版社，2009.

[2] 姚乃礼. 中医证候鉴别诊断学 [M]. 2版. 北京：人民卫生出版社，2002.

[3] 黄文东. 实用中医内科学 [M]. 上海：上海科学技术出版社，1999.

[4] 刘汉银. 实用针灸大全 [M]. 北京：北京出版社，1996.

[5] 汪少云. 中华药膳 [M]. 天津：天津古籍出版社，2007.

（关立峰、常玉新）

（二）气阴两虚

1. 临床表现 神疲乏力，汗出气短，干咳少痰，纳呆，口干咽痛，头晕目眩，午后潮热，心悸，手足心热，腰酸耳鸣，尿少便结，舌红绛，苔少，脉细数无力。

2. 推荐方药 天王补心丹（《摄生秘剖》）加减。生地黄、人参、玄参、丹参、白茯苓、五味子、远志、桔梗、天冬、麦冬、当归、柏子仁、酸枣仁、黄芪等，水煎服。

3. 中成药 气血双补口服液、生脉饮、虫草洋参胶囊。

4. 健康食品 海参、蜂胶、黄精大豆复合肽。

5. 非药物疗法 针刺治疗：肺俞、肾俞、脾俞、气海、关元、足三里、膏肓俞、太溪、复溜。采用平补平泻法，得气为度，留针 30 分钟，每日 1 次。

6. 推荐药膳

①药膳：人参莲肉汤（《中华药膳》）。白人参 10g，莲子 3 个，冰糖 30g。制法：将白人参、莲子（去心）放在碗内，加洁净水适量泡发，加入冰糖，再将碗置蒸锅内，隔水蒸炖 1 小时。

②代茶饮：人参 5g，麦冬 5g，五味子 3g，黄芪 5g，当归 3g。煮水或沸水浸泡，代茶饮用。

参考文献

[1] 陈潮祖 . 中医治法与方剂 [M].5 版 . 北京：人民卫生出版社，2009.

[2] 姚乃礼 . 中医证候鉴别诊断学 [M].2 版 . 北京：人民卫生出版社，2002.

[3] 黄文东 . 实用中医内科学 [M]. 上海：上海科学技术出版社，1999.

[4] 刘汉银 . 实用针灸大全 [M]. 北京：北京出版社，1996.

[5] 汪少云 . 中华药膳 [M]. 天津：天津古籍出版社，2007.

（关立峰、常玉新）

（三）肝肾阴虚

1. 临床表现 腰膝酸软，耳鸣健忘，两胁隐痛，头晕目眩，两目干涩，失眠多梦，口燥咽干，五心烦热或低热，颧红，男子遗精，女子月经量少，舌红少苔，脉细数。

2. 推荐方药 知柏地黄丸（《症因脉治》）加减。知母、黄柏、熟地黄、山茱萸、山药、茯苓、泽泻、牡丹皮等，水煎服。

3. 中成药 知柏地黄丸、关黄母颗粒、大补阴丸、一贯煎丸、固本延龄丸。

4. 健康食品 枸杞子、黑芝麻糊、桑椹膏。

5. 非药物疗法

①针刺治疗：太溪、足三里、阴陵泉、三阴交、肝俞、肾俞，施行补法针刺每日一次，留针 15～20 分钟。

②灸法治疗：艾条温和灸肝俞、肾俞、足三里、气海、神门，灸 10～15 分钟。

6. 推荐药膳

①药膳：怀山药芝麻糊（《中医药膳学》）。怀山药 15g，黑芝麻 120g，粳米 60g，鲜牛乳 200mL，冰糖 120g，玫瑰糖 6g。粳米淘净，水泡约 1 小时，捞出沥干，文火炒香。山药洗净，切成小颗粒。黑芝麻洗净沥干，炒香。上三物同入盆中，加入牛乳、清水调匀，磨细，滤去细茸，取浆液待用。

②代茶饮：桑椹 10g，枸杞子 10g，菊花 5g。煮水或沸水浸泡，代茶饮用。

参考文献

[1] 梁繁荣，王华. 针灸学 [M]. 北京：中国中医药出版社，2021.

[2] 贾波，许二平. 方剂学 [M]. 北京：中国中医药出版社，2021.

[3] 钟赣生，杨柏灿. 中药学 [M]. 北京：中国中医药出版社，2021.

[4] 李灿东，方朝义. 中医诊断学 [M]. 北京：中国中医药出版

社，2021.

[5] 张伯礼，吴勉华. 中医内科学 [M]. 北京：中国中医药出版社，2017.

[6] 谢梦洲，朱天民. 中医药膳学 [M]. 北京：中国中医药出版社，2016.

（陈玉琢、王俊英、闫华、王宇佳）

（四）肾阳亏虚

1. 临床表现 咳嗽日久，咳痰稀白或痰中夹有泡沫，喘息气短，稍有活动症状明显加重，伴有形寒肢冷，小便清长，大便偏溏，舌淡胖，苔白或白滑，脉沉迟无力，尺部尤甚。

2. 推荐方药 附子汤合桂枝加厚朴杏子汤（《伤寒论》）加减。炮附子、党参、茯苓、白术、白芍、桂枝、五味子、厚朴、杏仁、射干等，水煎服。

3. 中成药 龟鹿补肾丸、桂附地黄丸、金匮肾气丸。

4. 健康食品 肉苁蓉、小分子活性肽有机硒固体饮料。

5. 非药物疗法

①针刺治疗：肺俞、肾俞、命门、关元、太渊、复溜、灵墟、神藏。

②灸法治疗：选穴同针刺。

6. 推荐药膳

①药膳：蜜饯双仁（《中国药膳大典》）。甜杏仁 250g，核桃 50g，蜂蜜 500g。将甜杏仁洗净，加水适量，先用大火烧沸，再用文火煎熬 1小时；核桃仁切碎，倒入盛白糖的铝锅内，待黏稠时，加入蜂蜜搅匀，再烧沸即成；将蜜饯双仁放入罐内备用；每次 3g，每天 3 次。

②代茶饮：黄芪15g，干姜10g，桂枝15g，炙甘草10g。煮水或沸水浸泡，代茶饮用。

参考文献

［1］梅洁. 咳嗽的治疗［J］. 国外医学中医中药分册，1994，16（4）：47.

［2］张伯礼，吴勉华. 中医内科学［M］. 北京：中国中医药出版社，2017.

［3］谢梦洲，朱天民. 中医药膳学［M］. 北京：中国中医药出版社，2016.

［4］李冀，连建伟. 方剂学［M］. 北京：中国中医药出版社，2016.

［5］钟赣生. 中药学［M］. 北京：中国中医药出版社，2016.

［6］李灿东. 中医诊断学［M］. 北京：中国中医药出版社，2016.

［7］梁繁荣，王华. 针灸学［M］. 北京：中国中医药出版社，2016.

［8］彭铭泉. 中国药膳大典［M］. 青岛：青岛出版社，2000.

（李显筑、范明明）

（五）痰湿阻肺

1. 临床表现 咳嗽反复发作，尤以晨起咳甚，咳声重浊，痰多，痰黏腻或稠厚成块，色白或带灰色，胸闷气憋，痰出则咳缓、憋闷减轻。常伴体倦，脘痞，腹胀，大便时溏，舌苔白腻，脉濡滑。

2. 推荐方药 二陈汤（《太平惠民和剂局方》）合三子养亲汤（《韩氏医通》）加减。陈皮、半夏、茯苓、白芥子、紫苏子、莱菔子、干姜等，水煎服。

3. 中成药 二陈丸、散寒化湿颗粒、小儿肺咳颗粒。

4. 健康食品 橘皮、草果、维生素 C。

5. 非药物疗法

①针刺治疗：肺俞、中脘、丰隆，毫针平补平泻法。咳嗽明显者配太渊、太白；哮喘明显者配列缺、天突；痰多者配脾俞。

②艾灸治疗：艾条温和灸解溪、足三里、脾俞穴。

6. 推荐药膳

①药膳：陈梨饮。梨 1 个，陈皮 6g，冰糖适量。上三物一起放入砂锅，加入适量的清水大火煮开后，转小火煮 15 分钟即可，趁温热食用。

②代茶饮：炙甘草 6g，干姜 5g，五味子 3g，陈皮 6g，茯苓 5g。煮水或沸水浸泡，代茶饮用。

参考文献

［1］张伯礼，吴勉华．中医内科学［M］．北京：中国中医药出版社，2016.

［2］石学敏．针灸学［M］．北京：中国中医药出版社，2017.

（于福年、姜艾利）

（六）毒损脏腑

1. 临床表现 唇紫面暗，头目不清，善忘耳鸣，胸闷，心悸，气短喘促，活动尤甚，偶发低热，周身疲乏或肿胀，纳少，口黏，咽干或痒，咳吐白沫痰，大便或干或泻，小便短涩或失禁，舌质暗紫或淡暗，舌苔花剥浊腻或无苔，脉结代或沉弱，偶见虚数。

2. 推荐方药 泻白散（《小儿药证直诀》）合炙甘草汤（《伤寒论》）加减。桑白皮、白英、瓜蒌、桂枝、炙甘草、党参、麦冬、丹参、生地黄、淫羊藿等，水煎服。

加减：温毒未净，合入桑杏汤（《温病条辨》）；寒毒未净，合入川芎茶调散（《太平惠民和剂局方》）；肠胃受损，合入乌梅丸方（《伤寒论》）；脑络失养，合入孔圣枕中丹（《备急千金药方》）；肝肾不足，合入六味地黄丸方（《小儿药证直诀》）；肾阳虚弱，合入肾气丸方（《金匮要略》）。

3. 中成药 养心定悸胶囊、利咽解毒颗粒。

4. 健康食品 海参、黄精、金银花、玉米须。

5. 非药物疗法

①针刺治疗：大椎、肺俞、膈俞，点刺，拔血罐。

②灸法治疗：神阙、关元、足三里，艾条温和灸。

6. 推荐药膳

①药膳：百合30g，冬瓜200g（切片）。先泡发百合，与冬瓜共同下锅，酌加姜片、葱白，加食盐、白醋等少许调料煮熟，喝汤食冬瓜、百合，每日1次。

②代茶饮：黄精3g，土茯苓6g。煮水或沸水浸泡，代茶饮用。

参考文献

［1］徐伟超，赵润元，李佃贵，等．浊毒证充实中医证候学［J］.中华中医药杂志，2019，34（10）：4580 – 4582.

［2］张奇文．中国灸法［M］.北京：中国中医药出版社，2016.

［3］谢梦洲，朱天民．中医药膳学［M］.北京：中国中医药出版社，2016.

（陈玉琢、吕金仓）

三、恢复期对症治疗

（一）咳嗽

1. 风寒犯肺

临床表现：咳嗽声重，气急，咽痒，咳痰稀薄色白，常伴鼻塞，流清涕，头痛，肢体酸楚，舌苔薄白，脉浮或浮紧。

推荐方药：三拗汤（《太平惠民和剂局方》）合止嗽散（《医学心悟》）加减。麻黄、杏仁、桔梗、白前、紫菀、荆芥、甘草、橘皮、浙贝母、金沸草、太子参等，水煎服。

中成药：通宣理肺丸、杏苏止咳颗粒、桂龙咳喘宁胶囊（蜜炼膏）、马兰感寒胶囊。

健康食品：橘皮、杏仁。

非药物疗法：

针刺治疗：选穴列缺、肺俞、合谷、风门。

操作：列缺向上斜刺 0.3 ~ 0.5 寸；肺俞斜刺 0.5 ~ 0.8 寸；合谷直刺 0.5 ~ 1 寸；风门斜刺 0.5 ~ 0.8 寸。毫针浅刺，用泻法。

推荐药膳：

①药膳：百部生姜汁（《中华临床药膳食疗学》）。百部 50g，生姜 50g。把生姜洗净切块拍扁，与百部同入瓦煲加水煎沸，去渣，改文火煎煮 15 分钟，待温凉即可饮用。

②代茶饮：杏仁6g，桔梗3g，生甘草3g。煮水或沸水冲泡，代茶饮用。

2. 风热袭肺

临床表现：咳嗽频剧，气粗或咳声嘶哑，喉燥咽痛，咳痰不爽，痰黏稠或黄，咳时汗出，常伴鼻流黄涕，口渴，头痛，身痛肢楚，或见恶风、身热等表证，舌苔薄黄，脉浮数或浮滑。

推荐方药：桑菊饮（《温病条辨》）加减。桑叶、菊花、薄荷、连翘、前胡、牛蒡子、杏仁、桔梗、芦根、大贝母、炙杷叶、太子参等，水煎服。

中成药：金莲清热泡腾片、羚羊清肺丸、急支糖浆、感冒止咳颗粒、金银花口服液、克咳胶囊、清喉利咽颗粒。

健康食品：菊花、菊苣。

非药物疗法：

针刺治疗：选穴列缺、肺俞、合谷、尺泽。

操作：列缺向上斜刺0.3~0.5寸；肺俞斜刺0.5~0.8寸；合谷直刺0.5~1寸；尺泽直刺0.8~1.2寸，毫针浅刺，用泻法。少商用消毒三棱针迅速点刺，放血5~10滴。

推荐药膳：

①药膳：天花粉粥（《备急千金要方》）。天花粉15~20g，粳米60g。以粳米加水煮粥，将熟时加入天花粉，再稍煮至粥熟。候温食用。

②代茶饮：桑菊薄竹饮（《广东凉茶验方》）。桑叶、菊花各5g，苦竹叶、白茅根各30g，薄荷3g。将洗净的桑叶、菊花、苦竹叶、白茅根、薄荷放入茶壶内，用沸水冲泡10分钟即可。频饮，亦可放冷后作饮料饮用。

3. 痰湿阻肺

临床表现：咳嗽，咳声重浊，痰多，因痰而嗽，痰出咳平，痰黏腻或稠厚成块，色白或带灰色，每于早晨或食后则咳甚痰多，进甘甜油腻食物加重，胸闷脘痞，呕恶食少，体倦，大便时溏，舌苔白腻，脉象濡滑。

推荐方药：二陈平胃散（《症因脉治》）合三子养亲汤（《韩氏医通》）加减。半夏、陈皮、茯苓、苍术、川厚朴、苏子、莱菔子、白芥子、紫菀、款冬花、桔梗、太子参、生甘草等，水煎服。

中成药：苓桂咳喘宁胶囊、橘红痰咳液。

健康食品：橘皮、杏仁。

非药物疗法：

针灸治疗：选穴肺俞、太渊、章门、太白、丰隆。

操作：肺俞斜刺 0.5～0.8 寸；太渊避开桡动脉，直刺 0.3～0.5 寸；章门斜刺 0.5～0.8 寸；太白直刺 0.5～0.8 寸；丰隆直刺 1～1.5 寸，毫针平补平泻法。可灸肺俞、章门、丰隆。

推荐药膳：

①药膳：杏仁猪肺汤（《食鉴本草》）。苦杏仁 15g，粳米 100g，猪肺 100g，油、盐、味精适量。将苦杏仁去皮尖，放入锅内煮 15 分钟，再放洗净的粳米共煮粥半熟，再将洗净、挤干血水与气泡、切成小块的猪肺放入锅中，继续文火煮成熟粥，调入油、盐、味精，即可食用。每日早、晚各 1 次，温食，1 碗为宜。

②代茶饮：陈皮 6g，厚朴花 3g。煮水或沸水冲泡，代茶饮用。

4. 痰热壅肺

临床表现：咳嗽，气息粗促，或喉中有痰声，痰多质黏厚或稠黄，咳吐不爽，或有热腥味，或咳血痰，胸胁胀满，咳时引痛，面赤，或有身热，口干而黏，欲饮水，舌质红，舌苔薄黄腻，脉滑数。

推荐方药：清金化痰汤（《医学统旨》）加减。黄芩、山栀子、知母、桑白皮、杏仁、浙贝母、瓜蒌、海蛤壳、清半夏、射干、太子参等，水煎服。

中成药：黄英咳喘糖浆、复方鲜竹沥口服液、连花清咳片、金莲清热泡腾片。

健康食品：橘红、桑叶。

非药物疗法：

针刺治疗：选穴肺俞、太渊、章门、太白、尺泽、丰隆。

操作：肺俞斜刺 0.5 ~ 0.8 寸；太渊避开桡动脉，直刺 0.3 ~ 0.5 寸；章门斜刺 0.5 ~ 0.8 寸；太白直刺 0.5 ~ 0.8 寸；尺泽直刺 0.8 ~ 1.2 寸；丰隆直刺 1 ~ 1.5 寸，毫针平补平泻法。

推荐药膳：

①药膳：瓜蒌饼（《本草思辨录》）。瓜蒌瓤（去籽）250g，白糖 100g，面粉 100g。把瓜蒌瓤（去籽）与白糖拌匀作馅，面粉发酵分成 6 份，包瓜蒌白糖馅做成包子，蒸熟或烙熟即可食用。每日早、晚空腹各食 1 个。

②代茶饮：鱼腥草饮（《木草经疏》）。鱼腥草 250 ~ 1000g（或干品 30 ~ 60g）。鲜鱼腥草捣汁饮服。或干品冷水浸泡 2 小时后，煎煮一沸，去渣取汁，频频饮服。

5. 阴虚肺燥

临床表现：干咳，咳声短促，痰少黏白，或痰中带血丝，或声音逐渐嘶哑，口干咽燥，或午后潮热，颧红，盗汗，口干，日渐消瘦，神疲，舌红少苔，脉细数。

推荐方药：沙参麦冬汤（《温病条辨》）加减。沙参、麦冬、花粉、玉竹、百合、甘草、贝母、甜杏仁、桑白皮、地骨皮、太子参等，水煎服。

中成药：养阴清肺口服液。

健康食品：百合、荸荠、榧子。

非药物疗法：

针刺治疗：选穴肺俞、膏肓、尺泽、足三里。

操作：肺俞斜刺 0.5 ~ 0.8 寸；膏肓斜刺 0.5 ~ 0.8 寸；尺泽直刺 0.8 ~ 1.2 寸；足三里直刺 1 ~ 2 寸，毫针平补平泻法。

推荐药膳：

①药膳：洋参雪耳炖燕窝（《疾病饮食疗法》）。西洋参片 15g，银耳 15g，燕窝 30g。将西洋参洗净；银耳浸开洗净，摘小朵；燕窝用清水浸泡，拣去羽毛杂质，洗净。把全部用料一起放入炖盅内，加开水适量，炖盅加盖，文火隔水炖 2 小时，调味即可。随量饮用。

②代茶饮：清咽饮（《中国药膳大典》）。乌梅肉 50g，生甘草 50g，沙参 50g，麦冬 50g，桔梗 50g，玄参 50g。上述中药捣碎，混合均匀备用。每次取出 15g，放入茶杯内，以沸水冲泡 1 小时，随时饮用，每天 3 次。

6. 病后久咳

临床表现：咽痒作咳，咳嗽阵发，痰少，咳痰不爽，遇风冷、闻异味、说话加重，或微有恶风发热，舌苔薄白，脉浮缓。

推荐方药：止嗽散（《医学心悟》）合过敏煎（《名中医治病绝招》）加减。桔梗、荆芥、紫菀、百部、白前、陈皮、银柴胡、防风、炒枳壳、乌梅、五味子、太子参、甘草等，水煎服。

中成药：固本咳喘颗粒、苏黄止咳胶囊。

健康食品：橘皮、桔梗、五味子。

非药物疗法：

针刺治疗：选穴肺俞、尺泽、三阴交、血海、太冲。

操作：肺俞斜刺0.5~0.8寸；尺泽直刺0.8~1.2寸；三阴交直刺1~1.5寸；血海直刺1~1.5寸；太冲直刺0.5~0.8寸，毫针平补平泻法。

推荐药膳：

①药膳：止咳梨膏糖（《中国药膳大典》）。川贝母30g，杏仁30g，百部50g，前胡30g，法半夏30g，款冬花20g，生甘草10g，雪梨1000g，橘红粉30g，香橼粉10g。梨切碎，与百部、前胡、杏仁、川贝母、制半夏、茯苓、款冬花、生甘草一起，加水适量煎煮。每20分钟取药液1次，共取4次，将4次的药液同时倒入铝锅内。铝锅置大火烧沸，再用文火熬浓，至煎煮液较稠厚时，加入白糖500g，调匀，继续煎煮，直至稠黏时，投入橘红粉，搅匀。再以文火熬至药液挑起丝状，停火。药糖倒在涂有熟菜油的容器中，待稍冷，将其压平用刀划成小块即成。将梨膏糖放入糖盒内备用。每次1小块，每天3次。

②代茶饮：乌梅6g，薄荷3g，生甘草3g。煮水或沸水冲泡，代茶饮用。

参考文献

[1] 高颖，方祝元，吴伟. 中医内科学［M］. 北京：人民卫生出版社，2015.

［2］石学敏．针灸学［M］．北京：中国中医药出版社，2017.

［3］冷方南．中华临床药膳食疗学［M］．北京：人民卫生出版社，1993.

［4］谭兴贵．中医药膳学［M］．北京：中国中医药出版社，2003.

［5］彭铭泉．中国药膳大典［M］．青岛：青岛出版社，2000.

（储真真、关秋红、黄建祎）

（二）心悸

1. 疫毒损心

临床表现：心悸，胸闷气短，左胸隐痛，发热，甚或高热神昏，恶寒，咳嗽或喘憋，神疲乏力，咽痛，口干渴，舌质红，少津，苔薄黄或厚燥，脉浮数或结代。

推荐方药：

①轻症：银翘散（《温病条辨》）合生脉散（《医学启源》）加减。金银花、连翘、薄荷、荆芥、淡豆豉、桔梗、牛蒡子、生甘草、淡竹叶、芦根、人参、麦冬、五味子等，水煎服。

②重症：安宫牛黄丸（《温病条辨》）。牛黄、郁金、犀角（水牛角代）、山栀子、珍珠、朱砂、麝香等。

中成药：

①轻症：银翘散合生脉饮。

②重症：安宫牛黄丸。

健康食品：辅酶Q_{10}、复合维生素、龙心口服液、淡豆豉。

非药物疗法：

①针刺治疗：主穴内关、神门、郄门、厥阴俞、膻中、心俞、巨阙。配穴曲池、合谷、足三里、三阴交。操作：平补平泻法，留针

15～30分钟。

②灸法治疗：

选穴内关、神门、心俞、巨阙、足三里、三阴交。

操作：选用温和灸法。施灸时，将艾条点燃的一端对准应灸部位，距皮肤高2～3cm，使患者局部有温热感而无灼痛为宜。一般每处灸10～15分钟，至皮肤红晕为度。

推荐药膳：

①药膳：荆芥粥（《养老奉亲书》）。荆芥9g，薄荷5g，淡豆豉5g，粳米50g。制法：先取荆芥、薄荷、淡豆豉加适量水煎煮，煮开后继续煎煮10分钟，去渣取药汁备用。另将粳米加适量水煮粥，米烂即可加入药汁，共煮成粥。服法：每日1剂，分2次热服。

②代茶饮：银花代茶饮（《清宫医案集成》）。金银花8g，连翘6g，生甘草5g。制法：煮水或沸水浸泡，代茶饮用。服法：每日1剂，少量频服。

2. 瘀阻心脉

临床表现：心悸，胸闷，心痛时作，痛如针刺，唇甲青紫，舌质紫暗或有瘀斑，脉涩或结或代。

推荐方药：桃仁红花煎（《陈素庵妇科补解》）加减。桃仁、红花、丹参、赤芍、川芎、延胡索、香附、青皮、生地黄、当归等，水煎服。

中成药：血府逐瘀丸、心可舒片、通脉刺五加胶囊、理气活血滴丸、抗衰老口服液。

健康食品：桃仁、玫瑰花、辅酶Q_{10}、纳豆激酶、鱼油。

非药物疗法：

①针刺治疗：主穴内关、神门、郄门、厥阴俞、膻中、心俞、巨

阙。配穴：气海、血海、膈俞。操作：平补平泻法，留针 15～30 分钟。

②灸法治疗：选穴内关、神门、心俞、气海、血海、膈俞。选用温和灸法。施灸时，将艾条点燃的一端对准应灸部位，距皮肤高 2～3cm，使患者局部有温热感而无灼痛为宜。一般每处灸 10～15 分钟，至皮肤红晕为度。

推荐药膳：

①药膳：桃仁粥（《多能鄙事》）。桃仁 10g，粳米 50g。制法：将桃仁捣烂后加水研汁，去渣取汁，同粳米共煮成粥。服法：每日 1 剂，分 2 次温食。

②代茶饮：山楂丹参茶（《中国药膳大典》）。山楂 10g，丹参 6g。制法：煮水或沸水浸泡，代茶饮用。服法：每日 1 剂，少量频服。

3. 气阴两虚

临床表现：心悸，气短乏力，心烦失眠，口咽干燥，自汗盗汗，舌红少津，舌体瘦小或胖嫩，或边有齿痕，苔少或无苔，脉细数无力。

推荐方药：生脉散（《医学启源》）加减。麦冬、五味子、人参、生地黄、莲子等，水煎服。

中成药：稳心颗粒、复方枣仁胶囊、芪冬颐心颗粒、刺五加脑灵合剂、参松养心胶囊。

健康食品：辅酶 Q_{10}、维生素 C、黄精、山药。

非药物疗法：

①针刺治疗：主穴内关、神门、郄门、厥阴俞、膻中、心俞、巨阙。配穴肾俞、太溪、三阴交、气海。采用平补平泻法，留针 15～30 分钟。

②灸法治疗：选穴内关、神门、厥阴俞、心俞、肾俞、三阴交。选

用温和灸法。施灸时，将艾条点燃的一端对准应灸部位，距皮肤高2～3cm，使患者局部有温热感而无灼痛为宜。一般每处灸5～10分钟，至皮肤红晕为度。

推荐药膳：

①药膳：生地黄鸡（《肘后备急方》）。生地黄250g，雌乌鸡1只，饴糖150g。制法：乌鸡洗净切块以备用，将生地黄洗净切片后加入饴糖，搅拌均匀后塞入鸡腹。将鸡腹朝下放入陶锅中，然后将陶锅置于蒸笼内，蒸煮约2小时，直至鸡肉熟烂。服法：食肉饮汁，每周2次。

②代茶饮：参麦代茶饮（《清宫医案集成》）。党参9g，麦冬10g，五味子6g。制法：煮水或沸水浸泡，代茶饮用。服法：每日1剂，少量频服。

4. 心阳不振证

临床表现：心悸，胸闷气短，动则尤甚，面色苍白，形寒肢冷，舌淡苔白，脉虚弱或沉细无力。

推荐方药：桂枝甘草龙骨牡蛎汤（《伤寒论》）合参附汤（《正体类要》）加减。桂枝、附子、人参、黄芪、麦冬、枸杞子、炙甘草、龙骨、牡蛎等，水煎服。

中成药：心宝丸、参仙升脉口服液。

健康食品：辅酶Q_{10}、冬虫夏草口服液、薤白。

非药物疗法：

①针刺治疗：主穴内关、神门、郄门、厥阴俞、膻中、心俞、巨阙。配穴关元、中脘、气海。采用平补平泻法，留针15～30分钟。

②灸法治疗：选穴内关、神门、心俞、关元、肾俞。选用温和灸法。施灸时，将艾条点燃的一端对准应灸部位，距皮肤2～3cm，使患

者局部有温热感而无灼痛为宜。一般每处灸 10～15 分钟，至皮肤红晕为度。

推荐药膳：

①药膳：当归生姜羊肉汤（《金匮要略》）。当归 20g，生姜 12g，羊肉 300g。制法：将羊肉切块后焯水，与当归、生姜一同放入锅中煮，武火煮沸，撇去浮沫，加入适量胡椒粉和食盐等调料，至羊肉烂熟即可。服法：食肉饮汤，每周 2 次。良姜炖鸡块（《饮膳正要》）：高良姜 6g，草果 6g，陈皮 3g，胡椒 3g，公鸡 1 只。制法：将诸药洗净装入纱布袋中封口，鸡肉洗净切块，与药袋一同放入砂锅中，加水适量，武火煮沸，撇去浮沫，加入适量食盐、葱等调料，文火炖煮约 2 小时即成。服法：食肉饮汤，每周 2 次。

②代茶饮：参桂代茶饮（《清宫医案集成》）。人参 6g，肉桂 2g，黄芪 9g，炙甘草 3g。制法：煮水或沸水浸泡，代茶饮用。服法：每日 1 剂，少量频服。

参考文献

［1］王华，杜元灏. 针灸学［M］. 北京：中国中医药出版社，2012.

［2］陈可冀. 清宫医案集成［M］. 北京：科学出版社，2009.

［3］彭铭泉. 中国药膳大典［M］. 山东：青岛出版社，2000.

［4］谭兴贵. 中医药膳学［M］. 北京：中国中医药出版社，2003.

（马晓昌、张宏伟、陈晶晶、郭丽君、王安铸）

（三）失眠

1. 痰热互结，内扰脑神

临床表现：入睡困难，或寐而不酣，夜寐易醒，时寐时醒，或醒后难眠，或彻夜不眠，神疲乏力，心烦易惊，口苦呕涎，胸脘痞闷，舌红苔黄腻，脉滑或滑数。

推荐方药：黄连温胆汤（《六因条辨》）合菊参汤（《王彦恒医术经验继承心悟——精神障碍中医挈要》）加减。菊花、丹参、川芎、黄连、黄芩、竹茹、法半夏、陈皮、炒枳壳、天竺黄、郁金、生珍珠母等，水煎服。

中成药：复方鲜竹沥液。

健康食品：海带、枇杷秋梨膏。

非药物疗法：

①穴位治疗：合谷、曲池等。毫针直刺以上穴位，用泻法行针，留针20分钟；或用拇指垂直重度点按以上穴位，每穴点按10~20次。

②认知行为治疗：睡眠卫生教育等。

推荐药膳：

①药膳：凉拌鱼腥草。将鱼腥草150g洗净切段，装入盘中，然后放入适量的五香粉、味精、食盐等调味品拌匀，即可食用。

②代茶饮：萝卜茶。先将白萝卜100g洗净切片煮烂，加少许食盐，再将茶叶5g用开水泡5分钟后，倒入萝卜汁内，即可作茶饮服用。

2. 肝心火炽，上攻脑神

临床表现：入睡困难，或寐而不酣，夜寐易醒，时寐时醒，或醒后难眠，或彻夜不眠，神疲乏力，急躁易怒，目赤耳鸣，头晕头胀，口舌生疮，小便短赤，大便秘结，舌红苔黄，脉弦数。

推荐方药：龙胆泻肝汤（《医方集解》）合朱砂安神丸（《医学发明》）、菊参汤（《王彦恒医术经验继承心悟——精神障碍中医挈要》）加减。菊花、丹参、川芎、龙胆、栀子、黄芩、黄连、生地黄、当归、车前子、木通、朱砂、生磁石、炒酸枣仁等，水煎服。

中成药：龙胆泻肝丸。

健康食品：绿豆、凉茶。

非药物疗法：

①穴位治疗：选太冲、神门等。毫针直刺以上穴位，用泻法行针，留针 20 分钟；或用拇指垂直重度点按以上穴位，每穴点按 10 ~ 20 次。

②认知行为治疗：刺激控制疗法等。

推荐药膳：

①药膳：百合绿豆粥。先将绿豆 50g，粳米或糯米 100g 煮粥，煮熟后，再加入洗净的鲜百合 50g，煮片刻即可食用。

②代茶饮：决明子茶。取炒决明子 15g，煮水或沸水浸泡，代茶饮用。

3. 积食气逆，上扰脑神

临床表现：入睡困难，或寐而不酣，夜寐易醒，时寐时醒，或醒后难眠，或彻夜不眠，神疲乏力，脘闷不舒，嗳腐吞酸，呃逆恶吐，舌红苔厚腻，脉滑。

推荐方药：保和丸（《丹溪心法》）合菊参汤（《王彦恒医术经验继承心悟——精神障碍中医挈要》）加减。菊花、丹参、川芎、莱菔子、炒神曲、焦山楂、茯苓、法半夏、砂仁、枳实、竹茹、生珍珠母、连翘等，水煎服。

中成药：保和丸。

健康食品：山楂、活性复合益生菌制剂、山楂果茶果肉饮品。

非药物疗法：

①穴位治疗：选穴丰隆、天枢等。毫针直刺以上穴位，用平补平泻

法行针，留针 20 分钟；或用拇指垂直中度点按以上穴位，每穴点按 10~20 次。

②认知行为治疗：睡眠限制疗法等。

推荐药膳：

①药膳：山楂粥。山楂 30g，粳米 100g，红糖 10g。加水适量共煮，煮至米烂粥熟即成。

②代茶饮：陈皮山楂茶。陈皮 5g，生山楂 5g。煮水或沸水浸泡，代茶饮用。

4. 肝肾阴虚，虚火扰神

临床表现：入睡困难，或寐而不酣，夜寐易醒，时寐时醒，或醒后难眠，或彻夜不眠，神疲乏力，五心烦热，潮热盗汗，眩晕耳鸣，腰膝酸软，两目干涩，颧红唇赤，舌红少津，少苔或无苔，脉细或细数。

推荐方药：乌菟汤（《实用中医精神病学》）合黄连阿胶汤（《伤寒论》）、菊参汤（《王彦恒医术经验继承心悟——精神障碍中医挈要》）加减。菊花、丹参、川芎、何首乌、菟丝子、五味子、桑椹、枸杞子、桑叶、炒酸枣仁、珍珠母、生龙齿、黄连、阿胶、生地黄、玄参、麦冬、知母等，水煎服。

中成药：关黄母颗粒、天王补心丹。

健康食品：百合、静心助眠口服液。

非药物疗法：

①穴位治疗：选穴太溪、内关等。操作：毫针直刺太溪穴，用补法行针，且直刺内关穴，用泻法行针，留针 20 分钟；或用拇指垂直轻度点按太溪穴，重度点按内关穴，每穴点按 10~20 次。

②认知行为治疗：放松训练等。

推荐药膳：

①药膳：山药莲子百合粥。山药 100g，莲子 50g，百合 50g。共同煎煮，食粥。

②代茶饮：枸杞红枣茶。枸杞子 8g，红枣 5 枚（去核），冰糖适量。煮水或沸水浸泡，代茶饮用。

5. 心脾两虚，脑神失养

临床表现：入睡困难，或寐而不酣，夜寐易醒，时寐时醒，或醒后难眠，或彻夜不眠，神疲乏力，心烦多梦，胆怯易惊，心悸健忘，食少倦乏，气短自汗，面色无华，舌淡苔薄白，脉细弱或细弦。

推荐方药：归脾汤（《证治准绳》）合菊参汤（《王彦恒医术经验继承心悟——精神障碍中医挈要》）加减。菊花、丹参、川芎、太子参、党参、白术、茯苓、当归、熟地黄、夜交藤、炒酸枣仁、柏子仁、生龙齿、远志等，水煎服。

中成药：复方枣仁胶囊、归脾胶囊、复方阿胶浆、刺五加脑灵合剂。

健康食品：酸枣仁、桂圆莲子八宝粥、酸枣仁茯苓饮品。

非药物疗法：

①穴位治疗：选穴足三里、关元等。用艾条悬灸以上穴位 20 分钟；或用毫针直刺以上穴位，用补法行针，再留针 20 分钟；或用拇指垂直轻度点按以上穴位，每穴点按 10～20 次。

②认知行为治疗：认知治疗等。

推荐药膳：

①药膳：双仁粥。酸枣仁、柏子仁各 10g，粳米 100g，红枣 5 枚。

以上四物共放锅中加水煮至米烂粥熟即成。

②代茶饮：红枣党参桂圆茶。将党参 2 根和红枣 10 个洗净后用清水浸泡 20 分钟，桂圆肉 8 粒洗净，皆放入汤煲中，再加生姜 2 小片、清水 1500mL，煲煮 45 分钟，即可装入保温杯中，代茶饮用。

参考文献

[1] 庞铁良. 王彦恒医术经验继承心悟——精神障碍中医挈要 [M]. 北京：华夏出版社，2017.

[2] 夏家超. 两种独特风味保健凉菜的制作 [J]. 致富之友，2000 (7)：26.

[3] 邓锦庆. 形形色色保健茶 [J]. 湖南农业，2003 (20)：42.

[4] 宜华. 秋冬润燥，选百合养生食疗方 [J]. 江苏卫生保健，2021 (9)：40.

[5] 丁树栋. 决明子的妙用 [J]. 家庭医学，2014 (12)：53.

[6] 谢梦洲，朱天民. 中医药膳学 [M]. 北京：中国中医药出版社，2021.

[7] 国家中医药管理局中医药行业科研专项《慢性胃炎中医药防治技术及规范的转化应用研究》课题组. 慢性胃炎中医药防治科普指南 (下) [N]. 中国中医药报，2013 - 09 - 16 (005).

[8] 王彦恒. 实用中医精神病学 [M]. 北京：人民卫生出版社，2000.

[9] 何怡. 山药在消渴病药膳中的运用 [J]. 环球中医药，2012，5 (11)：830 - 832.

[10] 刘芳菲. 补肾润肺明目枸杞茶 [J]. 长寿，2019 (2)：35.

[11] 文怡．红枣党参桂圆茶［J］．食品与健康，2015（3）：32－32.

（姜长青、庞铁良、庞浡仚）

（四）咽痛

1. 外邪侵袭，上犯咽喉

临床表现：咽部疼痛，吞咽不利。偏风热者，咽痛较重，吞咽时痛增，发热，恶风，头痛，咳痰黄稠，舌苔薄黄，脉浮数；检查可见咽部黏膜鲜红、肿胀，或颌下有臖核。偏风寒者，咽痛较轻，伴恶寒发热，身痛，咳嗽痰稀，舌质淡红，脉浮紧；检查见咽部黏膜淡红。

推荐方药：

①风热外袭：疏风清热汤（《中医喉科学讲义》）加减。荆芥、防风、金银花、连翘、黄芩、射干、玄参、浙贝母、桑白皮、牛蒡子、甘草、桔梗等，水煎服。

②风寒外袭：六味汤（《医方类聚》）加减。荆芥、防风、薄荷、桔梗、甘草、僵蚕等，水煎服。

中成药：风热外袭选用银翘解毒颗粒、清喉利咽颗粒、冬凌草糖浆等。风寒外袭选用葛根汤颗粒等。

健康食品：橄榄、金罗汉含片。

非药物疗法：

针刺选穴：风池、曲池、合谷、天突、廉泉、少商、商阳。

操作：风池，向对侧眼方向斜刺，进针1.5寸，天突直刺0.2~0.3寸，然后沿胸骨柄后缘、气管前缘缓慢向下刺入0.5~1寸，以上诸穴均施提插捻转泻法1分钟；廉泉，直刺进针1寸，施提插泻法1分钟，留针20分钟。少商、商阳，用消毒三棱针迅速点刺，放血5~10滴。

推荐药膳：

①药膳：公英粳米粥（《中医药膳学》）。蒲公英 40～60g，粳米 100g。先于砂罐内加水，武火煎煮蒲公英取汁，去渣，后入粳米，以小火煮为粥即可。每日 1 剂，于早、晚分服之，5～7 天为 1 疗程。

②代茶饮：金银花 10g，冰糖 10g。煮水或沸水浸泡代茶饮用。

2. 肺胃热盛，上攻咽喉

临床表现：咽部疼痛较剧，吞咽困难，发热，口渴喜饮，口气臭秽，大便燥结，小便短赤，舌质红，舌苔黄，脉洪数。检查见咽部红赤肿胀明显，喉底颗粒红肿，颌下有瘰核。

推荐方药：清咽利膈汤（《证治准绳》）加减。玄参、升麻、射干、黄芩、牛蒡子、板蓝根、桔梗、甘草等，水煎服。

中成药：清胃黄连丸、开喉剑喷雾剂、金嗓子喉宝、冬凌草糖浆。

健康食品：青果、牛蒡子、牛蒡根、罗汉果菊花胖大海茶。

非药物疗法：

针刺选穴：合谷、尺泽。

操作：毫针刺用泻法，配合关冲穴点刺放血，每日一次，每次留针 30 分钟。

推荐药膳：

①药膳：百冬灌藕（《中医药膳学》）。生百合 60g，山药 100g，白茯苓 60g，天冬 60g，鲜藕 400g，牛奶 150mL，大枣 50g，蜂蜜 20g。制用法：a. 将生百合、山药、天冬研烂，加蜂蜜再研磨极细，与白茯苓研末后调匀。b. 红枣煮熟去核做成枣泥，加入茯苓粉混合物，调入牛奶，令稀稠适中，灌入藕孔中，令孔皆满。将藕头堵住藕孔，再用竹签固定结实，上屉蒸熟即可。c. 注意事项：煮藕时忌用铁器，以免引起

食物发黑。

②代茶饮：芦根 10g，麦冬 10g，陈皮 5g，川贝母 6g。煮水或沸水浸泡，代茶饮用。

3. 肺肾阴虚，虚火上炎

临床表现：咽部干燥，灼热疼痛不适，午后较重，或咽部哽哽不利，干咳痰少而稠，或痰中带血，手足心热，舌红少津，脉细数。检查可见咽部黏膜暗红，或咽部黏膜干燥少津。

推荐方药：

①肺阴虚为主：养阴清肺汤（《重楼玉钥》）加减。生地黄、麦冬、玄参、甘草、浙贝母、牡丹皮、胖大海等，水煎服。

②肾阴虚为主：六味地黄汤（《小儿药证直诀》）加减。熟地黄、山茱萸、山药、泽泻、茯苓、牡丹皮等，水煎服。

③若咽部干燥燋热较重、大便干结，此为虚火亢盛，宜加强降火之力，可用知柏地黄汤（《医宗金鉴》）加减。

中成药：养阴清肺丸、六味地黄丸、知柏地黄丸。

健康食品：罗汉果、八仙果、秋梨膏。

非药物疗法：

①针刺选穴：列缺、照海、太溪、三阴交、廉泉。操作：列缺，仰掌取穴，向肘部斜刺 0.5 寸，施迎随捻转泻法 1 分钟；照海、太溪、三阴交，直刺 0.5～1 寸，施捻转补法 1 分钟，令针感沿其经脉传导；廉泉，当舌骨的下缘凹陷处进针，直刺 0.5～1 寸，施提插捻转泻法 1 分钟。留针 20 分钟。

②穴位敷贴：取生蒜适量，捣成泥，外敷涌泉穴，自觉有灼热感时取下。

推荐药膳：

①药膳：五汁饮（《中医药膳学》）。梨 200g，荸荠 500g，鲜芦根 100g（干品减半），鲜麦冬 50g（干品减半），藕 500g。制用法：梨去皮、核，荸荠去皮，芦根洗净，麦冬切碎，藕去皮、节，然后以洁净纱布分别绞取汁液，将绞取好的汁液一同放入容器内和匀。一般宜凉饮，不甚喜凉者可隔水炖温服（如无鲜芦根、鲜麦冬，亦可选用干品另煎合服）。

②代茶饮：芦根 10g，鲜萝卜 30g，葱白 10g，青橄榄 6 枚。煮水或沸水浸泡代茶饮用。

4. 痰凝血瘀，结聚咽喉

临床症状：咽部异物感、痰黏着感、焮热感，或咽微痛，痰黏难咳，咽干不欲饮，易恶心呕吐，胸闷不适，舌质暗红，或有瘀斑、瘀点，苔白或微黄，脉弦滑。检查见咽黏膜暗红，喉底颗粒增多或融合成片，咽侧索肥厚。

推荐方药：贝母瓜蒌散（《医学心悟》）加味。浙贝母、瓜蒌、桔梗、橘红、茯苓等，水煎服。

中成药：利咽灵片。

健康食品：夏枯草、橘红、青果。

非药物疗法：

双耳尖放血（清除体内邪毒，疏风活血）。

操作：放血前先揉搓耳尖，使之充血，再规范消毒，用三棱针以适当力度点刺，挤出 5～10 滴血即可。

推荐药膳：

①药膳：薏苡仁 30g，葱白 4 茎，豆豉 10g，牛蒡根（切）30g，薄

荷6g。先将葱白、豆豉、牛蒡根、薄荷等放入砂锅，加水煎煮30分钟，去渣留汁待用；将薏苡仁倒入砂锅，加水煮粥，粥熟时，兑入药液搅匀即成。

②代茶饮：桔梗9g，桑叶10g，菊花10g，杏仁6g，甘草9g，冰糖适量。煮水或沸水浸泡，代茶饮用。

参考文献

［1］石学敏．石学敏实用针灸学［M］．北京：中国中医药出版社，2009.

［2］谢梦洲，朱天民．中医药膳学［M］．北京：中国中医药出版社，2016.

（宋福印、杨新娣、杨娜）

（五）气短乏力

1. 肺脾气虚

临床表现：胸闷气短，头晕，神疲乏力，自汗恶风，纳少，食后作胀，大便无力或便溏，舌质淡苔薄白，脉虚弱。

推荐方药：补中益气汤（《脾胃论》）加减。黄芪、人参、炒白术、炙甘草、当归、陈皮、升麻、柴胡、生姜、大枣等，水煎服。

中成药：潞党参口服液、参芪扶正注射液、玉屏风颗粒、人参养荣丸。

健康食品：黄精、山药、破壁灵芝孢子粉胶囊、黄精大豆复合肽。

非药物疗法：

针刺选穴：足三里、脾俞、中脘等。

操作：针刺采用平补平泻法，得气为度，留针30分钟，每日1次。

推荐药膳：

①药膳：党参沙参桂圆汤（《中医药膳学》）。党参 500g（软甜者，切片），北沙参 250g（切片），桂圆肉 120g。水煎浓汁，滴水成珠，用瓷器盛贮。每用 1 杯，空心滚水冲服，冲入煎药亦可。

②代茶饮：生黄芪 10g，炒白术 6g，五味子 6g，炙甘草 3g。煮水或沸水浸泡，代茶饮用。

2. 脾肾两虚

临床表现：气短兼形寒肢冷，尿频数而清，阳痿滑精早泄，大便急，听力减退，记忆力减退，舌淡胖苔薄白，脉沉细弱。

推荐方药：异功散（《脾胃论》）合右归丸（《景岳全书》）加减。人参、茯苓、炒白术、炙甘草、陈皮、熟地黄、山药、山茱萸、枸杞子、盐杜仲、菟丝子、续断、烫狗脊、怀牛膝、炙淫羊藿、肉桂等，水煎服。

中成药：补肾益脑丸、防衰益寿丸。

健康食品：黄精、山药、肉苁蓉茶、虫草茶。

非药物疗法：

针灸选穴：肾俞、神阙、三阴交、气海等穴位。

操作：用艾条悬灸以上穴位 20 分钟；或用针灸针直刺以上穴位，用补法行针，留针 20 分钟。

推荐药膳：

①药膳：白果乌鸡汤（《中医药膳学》）。白果 15g，莲子肉 15g，薏苡仁 15g，白扁豆 15g，怀山药 15g，胡椒末 3g，乌骨鸡 1 只（约 1000g），食盐、绍酒各适量。先将乌骨鸡宰杀，去毛及内脏洗净后，剁去鸡爪不用。然后将各药一并装入鸡腹内，用麻线缝合剖口，将鸡置于砂锅内，加入食盐、绍酒、胡椒末及适量清水，武火烧沸后，转用文火

炖 2 小时熟烂即可食用。

②代茶饮：人参 3g，锁阳 6g，陈皮 3g，蜂蜜适量。人参、锁阳、陈皮煮水或沸水浸泡，代茶饮用。

3. 气阴两虚

临床表现：气短喘促兼心悸，易惊，动则易出汗，头晕目眩，耳鸣健忘，入睡难，多梦易醒，醒后难以再睡，舌红少苔，脉细或细数。

推荐方药：天王补心丹（《万病回春》）加减。药用人参、醋五味子、当归、天冬、麦冬、柏子仁、炒酸枣仁、玄参、茯神、丹参、桔梗、制远志、黄连、生地黄、石菖蒲等，水煎服。

中成药：人参固本丸、芪冬颐心口服液、抗衰老口服液、虫草洋参胶囊。

健康食品：黄精、百合、蜂王浆口服液。

非药物疗法：

针刺选穴：神门、心俞、三阴交。

操作：用针灸针直刺以上穴位，用平补平泻法行针，留针 20 分钟；或用拇指垂直点按以上穴位，每穴点按 10～20 次。

推荐药膳：

①药膳：真君粥（《中医药膳学》）。杏子 5～10 枚，粳米 50～100g，冰糖适量。选用成熟的杏子，洗净后煮烂去核。另用粳米煮粥，待粥将成时，加入杏子肉、冰糖同煮为粥，每日二次温服。

②代茶饮：生脉散代茶饮（《医学启源》）。人参 4g，麦冬 6g，五味子 6g，黄芪 10g。煮水或沸水浸泡，代茶饮用。

4. 痰湿阻络

临床表现：乏力，胸闷气短，肢体沉重，肌肉关节酸痛，舌淡暗苔白腻，脉滑。

推荐方药：瓜蒌薤白半夏汤（《金匮要略》）合九味羌活汤（《奇效良方》）加减。瓜蒌、薤白、姜半夏、羌活、独活、藁本、蔓荆子、川芎、防风、生甘草等，水煎服。

中成药：九味羌活丸、人参败毒胶囊。

健康食品：黄介子、草果、杏仁、龟苓膏。

非药物疗法：

针刺治疗：选穴足三里、解溪、髀关、合谷、夹脊、秩边等。

操作：用毫针直刺以上穴位，用平补平泻法行针，留针 20 分钟；或用拇指垂直中度点按以上穴位，每穴点按 10～20 次。

推荐药膳：

①药膳：葛根芥穗粥。粉葛根 20g，荆芥穗 15g，粳米 100g。粉葛根、荆芥穗加水煎汁，用药汤加粳米熬粥，早晚分服。

②代茶饮：炒苍术 5g，姜厚朴 5g，陈皮 3g。煮水或沸水浸泡，代茶饮用。

参考文献

谢梦洲，朱天民．中医药膳学［M］．北京：中国中医药出版社，2021．

（宋福印、李晓红、李德亮、梁伟平）

（六）焦虑抑郁

1. 肝郁脾虚证

临床表现：情绪低落，焦虑不安，易急躁，胸胁胀满，纳食不香，口干口苦，舌质淡，苔薄腻，脉弦。

推荐方药：逍遥散（《太平惠民和剂局方》）加减。柴胡、当归、白芍、香附、党参、白术、茯苓、甘草、生姜、薄荷等，水煎服。

中成药：逍遥丸（颗粒）、舒肝解郁胶囊、沉香舒郁片。

健康食品：佛手、百合、合欢花。

非药物疗法：

①针刺治疗：期门、太冲、中脘、天枢、脾俞、足三里、阳陵泉。毫针刺法，平补平泻，留针30分钟。

②推拿治疗：中脘、太冲。每穴点揉50下，每日1~2次。

推荐药膳：

①药膳：佛手粥（《中餐饮食疗法精选800例》）。佛手15g，粳米100g。佛手用清水浸软，粳米洗净备用；先将佛手加水煮至沸腾，倒入粳米煮至稀粥即成。随量食用。

②代茶饮：玫瑰5g，茯苓5g，甘草5g。煮水或沸水浸泡，代茶饮用。

2. 痰气郁结证

临床表现：神疲忧虑，胸脘满闷，咽中如有物哽塞，吞之不下，咯之不出，舌质淡红，苔白腻，脉弦滑。

推荐方药：半夏厚朴汤（《金匮要略》）加减。半夏、厚朴、苏叶、茯苓、生姜、香附、合欢皮等，水煎服。

中成药：半夏厚朴丸、越鞠二陈丸。

健康食品：紫苏叶、金针菜、紫菜。

非药物疗法：

①针刺治疗：内关、公孙、中脘、足三里、丰隆。毫针刺法，平补平泻，留针30分钟。

②推拿治疗：天突、内关。每穴点揉50下，每日1~2次。

推荐药膳：

①药膳：秫米 30g，制半夏 30g。先煎制半夏 20 分钟，去渣取汁，加入秫米，同煮做粥，空腹服食。

②代茶饮：绿萼梅 5g，茉莉花 5g。煮水或沸水浸泡，代茶饮用。

3. 心脾两虚证

临床表现：多思善疑，头晕神疲，身倦乏力，面色不华，心悸胆怯，失眠健忘，饮食无味，舌质淡，苔薄白，脉细。

推荐方药：归脾汤（《济生方》）加减。党参、黄芪、白术、茯苓、当归、酸枣仁、龙眼肉、远志、石菖蒲、木香、甘草、生姜、大枣等，水煎服。

中成药：人参归脾丸、东阿阿胶、复方阿胶浆、益气维血片（颗粒、胶囊）、归脾胶囊。

健康食品：桂圆、香菇、大枣。

非药物疗法：

①针刺治疗：百会、神门、内关、心俞、脾俞、三阴交。毫针刺法，平补平泻，留针 30 分钟。

②推拿治疗：神门、足三里。每穴点揉 50 下，每日 1～2 次。

推荐药膳：

①药膳：龙眼纸包鸡（《中国药膳》）。龙眼肉 20g，胡桃肉 100g，嫩鸡肉 400g，鸡蛋 2 个，胡荽 100g，火腿 20g，食盐 6g，砂糖 6g，味精 2g，淀粉 25g，麻油 5g，花生油 150g（实耗 100g），生姜 5g，葱 20g，胡椒粉 3g。胡桃肉去皮后入油锅炸熟，切成细粒；龙眼肉切成粒，待用。鸡肉切成片，用盐、味精、胡椒粉调拌腌渍，再用淀粉加清水调湿后与蛋清调成糊。取玉扣纸摊平，鸡肉片上浆后摆在纸上，加上少许胡

荽、姜、葱片、火腿、胡桃仁、龙眼肉，然后折成长方形纸包；炒锅置火上，入花生油，加热至六成熟时，把包好的鸡肉下锅炸熟，捞出装盘即成。

②代茶饮：百合 5g，莲子（去心）5g，红枣 3 枚。煮水或沸水浸泡，代茶饮用。

4. 肾虚肝郁证

临床表现：情绪不宁，头晕健忘，神疲乏力，胁胀气短，手足心热，腰膝酸软，舌质略红，苔薄白，脉沉弦细或细数、无力。

推荐方药：参芪地黄汤（《杂病源流犀烛》）合柴胡疏肝散（《医学统旨》）加减。党参、黄芪、熟地黄、山茱萸、牡丹皮、茯神、柴胡、香附、枳壳、白芍、当归、陈皮、甘草等，水煎服。

中成药：六味地黄丸、逍遥丸（颗粒）、固本延龄丸、疏肝益阳胶囊。

健康食品：枸杞子、核桃、芝麻、冬虫夏草。

非药物疗法：

①针刺治疗：百会、内关、关元、足三里、三阴交、太溪、照海、太冲。毫针刺法，平补平泻，留针 30 分钟。

②推拿治疗：关元、涌泉、太冲。每穴点揉 50 下，每日 1～2 次。

推荐药膳：

①药膳：韭菜白 400g，胡桃肉（去皮）100g。同脂麻油炒熟，每日食之，服 1 个月。（《方脉正宗》）

②代茶饮：菊花 3g，枸杞子 10g。煮水或沸水浸泡，代茶饮用。

参考文献

[1] 王永炎. 中医内科学 [M]. 上海：上海科学技术出版社，1997.

［2］周克振，李乐军．抑郁症与中医特色疗法［M］．南京：江苏凤凰科学技术出版社，2014.

［3］谭兴贵．中医药膳学［M］．北京：中国中医药出版社，2003.

［4］徐长银．中餐饮食疗法精选800例［M］．北京：蓝天出版社，2002.

（于福年、孙晨）

（七）食欲不振

1. 寒湿困脾

临床表现：纳食不香，口中黏淡无味，恶心欲吐或呕泛痰涎，肢体困重，头重如裹，胸闷腹胀，便溏，或见肢凉怕冷，舌淡暗苔白腻，脉濡或滑。

推荐方药：藿香正气散（《千金翼方》）合平胃散（《太平惠民和剂局方》）加减。大腹皮、白芷、紫苏梗、茯苓、法半夏、炒白术、陈皮、炒苍术、姜厚朴、桔梗、藿香、生甘草等，水煎服。

中成药：平胃丸、藿香正气水（胶囊）、活性复合益生菌制剂。

健康食品：砂仁、草果、益生菌粉、硒维康片。

非药物疗法：

①针刺治疗：天枢、足三里、中脘、气海、三阴交、大肠俞。针法用平补平泻或补法加灸。

②拔罐治疗：膀胱经两侧脏腑腧穴拔罐治疗。

推荐药膳：

①药膳：砂仁藕粉［《中国药膳大辞典（修订版）》］。砂仁2g，木香1g，藕粉20g。将前二物研成细末，加入藕粉，开水冲熟后饮用，日二次。

②代茶饮：广藿香 3g，紫苏梗 3g，陈皮 3g，生姜 2g。加开水冲开代茶饮。

2. 湿热中阻

临床表现：纳呆，厌食油腻，四肢困重，胸脘痞闷似痛，口苦口黏，渴不欲饮，尿短黄，大便不爽，或有发热，汗出而热不退，舌边尖红苔黄腻，脉滑数。

推荐方药：王氏连朴饮（《霍乱论》）合三仁汤（《温病条辨》）加减。姜厚朴、黄连、石菖蒲、姜半夏、淡豆豉、炒栀子、芦根、炒苦杏仁、生薏苡仁、白蔻仁、滑石、通草、淡竹叶等，水煎服。

中成药：三仁合剂、正露丸。

健康食品：薏米红豆粥、白扁豆、七星茶、益生菌酵素片。

非药物疗法：

①针刺治疗：天枢、足三里、大肠俞、内庭、阴陵泉、合谷。针法用泻法。

②推拿治疗：以逆时针方向摩腹，从上腹慢慢移至少腹，重点取中脘和天枢；然后用掌根揉中脘、关元、气海、章门、期门，共约 10 分钟。

推荐药膳：

①药膳：茅根赤豆粥（《中医药膳学》）。鲜茅根 100g（或干茅根 50g），赤小豆 50g，粳米 100g。将鲜茅根洗净，加水适量，煎煮半小时，去渣取汁，备用。赤小豆洗净，放入锅内，加水适量，煮至六七成熟。再将淘净的大米和药汁倒入，继续煮至豆烂米熟即成。分 1~2 次食用。

②代茶饮：五指毛桃 5g，茵陈 5g。煎水代茶饮。

3. 脾虚夹湿

临床表现：不思饮食，食后脘腹胀满或重坠，面色萎黄，倦怠乏力，语音低微，四肢困乏，大便不调，舌淡嫩苔薄白腻，边有齿痕，脉缓弱。

推荐方药：参苓白术散（《太平惠民和剂局方》）加减。人参、茯苓、炒白术、炙甘草、山药、莲子肉、炒薏苡仁、砂仁、桔梗、炒白扁豆、陈皮、生黄芪等，水煎服。

中成药：补益资生丸、香砂六君子丸、小儿健脾化积口服液、养胃片、人参健脾片。

健康食品：炒薏苡仁、茯苓、山楂六物膏、猴头菇片。

非药物疗法：

①针灸治疗：取穴脾俞、中脘、足三里。针法用补法或加灸。

②推拿治疗：取穴气海、关元、足三里。用轻柔的按、揉法治疗，每穴约2分钟，加摩腹，重点在胃脘部。

推荐药膳：

①药膳：八珍糕（《中医药膳学》）。人参15g，山药180g，芡实180g，茯苓180g，莲子肉180g，糯米1000g，粳米1000g，白糖500g，蜂蜜200g。将人参等各药分研为末，糯米、粳米如常法磨制成粉，将粉放入盆内。蜂蜜、白糖混匀，加水适量煨化，与粉料相拌和匀。摊铺蒸笼内压紧蒸糕，糕熟切块，火上烘干，放入瓷器收贮。每日早、晚空腹各食30g。

②代茶饮：人参2g，茯苓4g，炒白术4g，炙甘草2g，炒谷芽4g，焦神曲4g。放入保温杯，在杯中冲入热水，等待5分钟即可饮用。

参考文献

[1] 王者悦. 中国药膳大辞典（修订版）[M]. 大连：大连出版社，2002.

[2] 谢梦洲，朱天民. 中医药膳学 [M]. 北京：中国中医药出版社，2016.

（宋福印、李晓红、王磊）

（八）身体疼痛

1. 风寒湿痹

临床表现：肢体关节、肌肉疼痛，或游走不定，或遇寒加重，得热痛缓，或肢体关节酸楚、重着，肿胀散漫，或肌肤麻木不仁，关节屈伸不利，舌质淡，苔薄白或白腻，脉弦紧或濡缓。

推荐方药：蠲痹汤（《医学心悟》）加减。羌活、独活、肉桂、秦艽、当归、川芎、甘草、海风藤、桑枝、乳香、木香等，水煎服。

中成药：九味羌活丸、活血止痛膏、金骨莲胶囊、祛风骨痛凝胶膏。

健康食品：红糖姜茶、木瓜、薏苡仁。

非药物疗法：

①针刺治疗：主穴取阿是穴、合谷、阴陵泉、三阴交、足三里、脾俞、丰隆。局部配穴，肩部，肩髃、肩髎、臑俞；腕部，外关、内关、阳溪、养老；膝部，犊鼻、鹤顶、血海、阳陵泉；踝部，解溪、太溪、照海、昆仑；脊背，大杼、身柱、腰阳关、夹脊。针刺以上穴位，泻法行针，留针20分钟。

②灸法治疗：偏寒湿者可用艾条悬灸阿是穴、合谷、阴陵泉、三阴交、足三里、脾俞、丰隆20分钟。

推荐药膳：

①药膳：枇杷薏苡仁粥。枇杷 10 个，薏苡仁 30g，粳米 50g，白糖 100g。先将枇杷撕去外皮，切成两半，去除果核。粳米、薏苡仁淘洗干净，放入砂锅，加入清水，用武火烧沸后加入枇杷，改用文火煮至粥稠，加入白糖拌匀即成。

②代茶饮：生姜 5g，薏苡仁 10g，陈皮 3g。煮水或沸水浸泡，代茶饮用。

2. 肝肾虚痹

临床表现：关节疼痛经久不愈，时轻时重，腰膝酸软，疲劳时加重，关节屈伸不利，肌肉瘦削，或伴畏寒肢冷，阳痿，遗精；或伴骨蒸劳热，心烦，口干。舌质淡红，苔薄白或少津，脉沉细或细数。

推荐方药：独活寄生汤（《备急千金要方》）加减。独活、桑寄生、杜仲、牛膝、细辛、秦艽、茯苓、肉桂心、防风、川芎、人参、甘草、当归、芍药、干地黄。疼痛较剧者加制川乌、制草乌、白花蛇；寒邪偏盛者加附子、干姜；湿邪偏盛者去地黄，加防己、薏苡仁、苍术；正虚不甚者减地黄、人参等，水煎服。

中成药：独活寄生丸、活血止痛膏。

健康食品：枸杞子、木瓜、五加皮、氨糖软骨素钙片。

非药物疗法：

①针刺治疗：肝俞、肾俞、太溪、太冲、气海、关元、三阴交。毫针刺法，补法行针，留针 20 分钟。

②灸法治疗：肝俞、肾俞、太溪、太冲、气海、关元、三阴交。艾条悬灸 20 分钟。

③外用法治疗：在关节疼痛处，外涂陈氏外用止痛膏。

推荐药膳:

①药膳:杜仲炒腰花。杜仲 20g,肉苁蓉 15g,猪腰 2 只,白糖 30g,葱白 20g,生姜 15g,醋 20g,料酒 20g。猪腰一剖两片,割去腰筋膜,切成腰花;杜仲、肉苁蓉加水 100mL 煎成浓汁液,除去药渣,待用;姜切片,葱切段。锅内加入素油烧热,将姜、葱放入油锅内炸香,放入猪腰花略炒,加入药液、调料,翻炒熟后即成。每日 2 次,佐餐食用。

②代茶饮:何首乌 5g,枸杞子 10g,桑椹 5g。煮水或沸水浸泡,代茶饮用。

参考文献

[1] 彭铭泉.中国药膳大典 [M].山东:青岛出版社,2000.

[2] 吴勉华,石岩.中医内科学 [M].北京:中国中医药出版社,2021.

（陈超、于雪峰、庞杰、曲姗姗、佘静怡、冯梓誉、李逸文）

（九）月经不调

1. 肝郁气滞

临床表现:行经或提前或错后,量多少不定,色暗红,夹有血块,行经不畅;伴乳房、胸胁、少腹胀痛,精神抑郁,时太息,嗳气少食,苔薄白或薄黄,脉弦。

推荐方药:逍遥散（《太平惠民和剂局方》）加减。柴胡、黄芩、白芍、当归、茯苓、白术、炙甘草、煨姜、薄荷等,水煎服。

中成药:柴胡舒肝丸。

健康食品:紫苏叶、百合、合欢花。

非药物疗法:

①针刺治疗：取穴气海、太冲、行间、太溪、期门、肝俞。采用泻法。

②灸法治疗：取穴同上。温和灸，肝郁化火者禁灸。

推荐药膳：

①药膳：陈皮肉丁（《中国食疗学》）。陈皮25g，猪瘦肉750g，葱节25g，姜片40g，花椒7g，干辣椒段50g，食盐、酱油、绍酒、白糖、鲜汤、醪糟汁、麻油适量。制用法：锅内留少许油，用小火烧至5成油温，投入花椒、陈皮炒香至辣椒呈橙红色，掺入糖色，加味精、白糖、酱油、醪糟汁、白糖，倒入肉丁、慢烧至入味，改用大火，收汁微干时，烹入辣椒油、香油、味精，颠锅推转和匀，起锅装入盘中即可食用。

②代茶饮：二花调经茶（《民间验方》）。月季花9g（鲜品加倍），玫瑰花9g（鲜品加倍），红茶3g。上三味制粗末，煮水或沸水浸泡，代茶饮用。

2. 气滞血瘀

临床表现：经前或经期小腹胀痛、拒按；经行不畅，经行量少，色暗有块，块下痛减；伴有胸胁、乳房胀痛，舌紫暗或有瘀点，脉弦或弦涩有力。

推荐方药：膈下逐瘀汤（《医林改错》）加减。当归、川芎、赤芍、桃仁、红花、延胡索、五灵脂、枳壳、香附、乌药、牡丹皮、甘草等，水煎服。

中成药：血府逐瘀丸。

健康食品：西红花、桃仁。

非药物疗法：

①针刺治疗：取穴肝俞、膈俞、血海、太冲、期门、气海。采用平

补平泻法。

②灸法治疗：取穴同上。雀啄灸。

推荐药膳：

①药膳：三七蒸鸡（《延年益寿妙方》）。母鸡 1500g，三七 20g，姜、葱、料酒、盐各适量。制用法：将母鸡宰杀煺毛，剁去头爪，剖腹去内脏，冲洗干净。三七一半上笼蒸软，切薄片，一半磨成粉。姜切片，葱切大段。将鸡剁成小块装盆，放入三七片，葱、姜摆于鸡块上，加适量料酒、盐、清水。上笼蒸 2 小时左右，出笼后拣去葱姜，拌入味精、三七粉即成。吃肉喝汤，佐餐时随量食用。

②代茶饮：枳实 5g，延胡索 5g，大枣 3 枚（掰开）。煮水或沸水浸泡，代茶饮用。

3. 肝肾亏虚

临床表现：行经时或提前时或延后，量少，色淡暗，质稀；伴腰膝酸软，倦怠乏力，头晕耳鸣，小便频数，舌淡，苔薄，脉沉细。

推荐方药：固阴煎（《景岳全书》）。菟丝子、山茱萸、熟地黄、山药、人参、炙甘草、远志、五味子等，水煎服。

中成药：关黄母颗粒。

健康食品：枸杞子、桑椹。

非药物疗法：

①针刺治疗：肝俞、肾俞、关元、三阴交、绝骨、中极。采用补法或平补平泻法。

②灸法治疗：督脉灸。

推荐药膳：

①药膳：红杞三七鸡（《中国药膳学》）。枸杞子 125g，三七 10g，

肥母鸡 1 只，猪瘦肉 100g，小白菜心 250g，面粉 150g，黄酒 30mL，味精 0.5g，胡椒粉 5g，生姜 10g，葱白 30g，食盐 10g。制用法：a. 肥母鸡宰杀后去毛，剖腹去内脏，剁去爪，冲洗干净。b. 枸杞子拣去杂质，洗净；三七用 4g 研末备用，6g 润软后切成薄片；猪肉洗净剁细；小白菜心清水洗净，用开水烫过，切碎；面粉用水和成包饺子面团；葱洗净，少许切葱花，其余切为段；生姜洗净，切成大片，碎块捣姜汁备用。c. 整鸡入沸水中略焯片刻，捞出用凉水冲洗后，沥干水。d. 将枸杞子、三七片、姜片、葱段塞于鸡腹内。e. 锅内，注入清汤，入胡椒粉、绍酒，三七粉撒于鸡脯肉上。f. 用湿绵纸封紧锅口，上笼旺火蒸约 2 小时。g. 另将猪肉泥加精盐、胡椒粉、绍酒、姜汁和成饺子馅，再加小白菜拌匀。h. 面团分作 20 份擀成饺子皮，包 20 个饺子蒸熟。吃饺子与鸡肉。

②代茶饮：枸杞子 5g，杜仲 5g，大枣 3 枚（掰开）。煮水或沸水浸泡，代茶饮用。

4. 气血亏虚

临床表现：经期不调，色淡，质稀无血块；少气懒言，神疲肢倦，面色萎黄或白，爪甲不荣，头昏眼花，心悸失眠，小腹绵绵作痛，舌淡，苔薄白，脉细弱。

推荐方药：举元煎（《景岳全书》）合大补元煎（《景岳全书》）加减。人参、炙甘草、山药、当归、杜仲、熟地黄、山茱萸、枸杞子、黄芪、白术、升麻等，水煎服。

中成药：八珍丸。

健康食品：大枣、黄精、山药。

非药物疗法：

①针刺治疗：肝俞、绝骨、脾俞、气海、归来、足三里。采用补法。

②灸法治疗：取穴同上。温和灸。

推荐药膳：

①药膳：乌鸡白凤汤（《中国药膳大全》）。鹿角胶 25g，鳖甲 12g，牡蛎 12g，桑螵蛸 10g，人参 25g，黄芪 10g，当归 30g，白芍 25g，香附 25g，天冬 12g，甘草 6g，生地黄 50g，熟地黄 50g，川芎 12g，银柴胡 5g，丹参 25g，山药 25g，芡实 12g，鹿角霜 10g，生姜 30g，墨鱼 1000g，乌鸡肉 8000g，调料适量。制用法：a. 将人参润软，切片，烘脆，碾成细末备用。b. 墨鱼用温水洗净，去骨。乌鸡宰后去内脏，洗净，剁下鸡爪、鸡翅膀。c. 中药除人参外，用纱布袋装好，扎紧袋口，与墨鱼、鸡爪、鸡翅一同下锅，注入清水，烧沸后再熬 1 小时，备用。d. 鸡肉洗净后，以沸水焯去血水，洗净，切成条方块，摆在碗内，加上葱段、姜块、食盐、绍酒的一半，加上备用药汁人参适量，上笼蒸烂。e. 鸡蒸烂后出笼，择去姜、葱，原汤倒入勺内，再和上原药汁调余下的绍酒、食盐、味精，烧开，去上沫，收浓汁，浇于鸡肉上即成。

②代茶饮：黄芪 10g，大枣 3 枚（掰开），黄精 5g。煮水或沸水浸泡，代茶饮用。

5. 阴虚血热

临床表现：经行先期，量或多或少，色红质稠，或夹血块；伴五心烦热，口燥咽干，两颧潮红，舌红，苔少，脉细数。

推荐方药：两地汤（《傅青主女科》）加减。生地黄、麦冬、玄参、地骨皮、白芍、阿胶等，水煎服。

中成药：葆宫止血颗粒。

健康食品：枸杞子、大豆异黄酮维 E 软胶囊。

非药物疗法：

针刺治疗：三阴交、肾俞、复溜、阴陵泉、曲池、隐白。

操作：采用平补平泻法。

推荐药膳：

①药膳：益母草汁粥（《中华药膳》）。鲜益母草汁 10g，鲜生地黄汁 40g，鲜藕汁 40g，生姜汁、蜂蜜适量，大米 100g。将大米煮粥，米熟时，再加入上述诸汁及蜂蜜，煮成稀粥即成。每日 2 次，温服。病愈即停。

②代茶饮：生地黄 10g，玄参 5g，麦冬 10g，地骨皮 10g，白芍 5g。煮水或沸水浸泡，代茶饮用。

参考文献

[1] 李改非 . 中医妇科学 ［M］. 北京：中国中医药出版社，2018.

[2] 谢梦洲，朱天民 . 中医药膳学 ［M］. 北京：中国中医药出版社，2016.

[3] 王清任 . 医林改错 ［M］. 北京：中国医药科技出版社，2016.

[4] 张介宾 . 景岳全书 ［M］. 北京：人民卫生出版社，2017.

[5] 傅山 . 傅青主女科 ［M］. 北京：中国中医药出版社，2019.

[6] 太平惠民和剂局 . 太平惠民和剂局方 ［M］. 北京：人民卫生出版社，2017.

（李显筑、张湘龙、王丹、郎笑飞、苏庆珠）

四、恢复期常见慢性病治疗与康复

（一）稳定性冠心病

1. 诊断标准　根据典型心绞痛的发作特点，结合年龄和存在冠心病危险因素，除外其他原因所致的心绞痛，一般即可建立诊断。心绞痛发作时心电图检查可见 ST－T 改变，症状消失后心电图 ST－T 改变亦逐渐恢复，支持心绞痛的诊断。未捕捉到发作时心电图者可行心电图负荷试验。冠状动脉 CTA 和冠脉造影可明确冠状动脉病变的严重程度。

2. 发病特点　本病多见于 40 岁以上男性与绝经期后的女性。目前有明确临床研究证据的冠心病危险因素包括高龄、男性、高血压、吸烟、血脂异常、糖尿病、早发冠心病家族史（一级亲属男性＜55 岁、女性＜65 岁发生冠心病），其他尚不明确的冠心病危险因素包括肥胖、慢性肾脏疾病、高同型半胱氨酸血症、慢性炎症等。主要诱发因素包括：①心肌氧耗增加：感染、甲状腺功能亢进或快速性心律失常。②冠状动脉血流减少：低血压。③血液携氧能力下降：贫血和低氧血症。

胸部不适通常位于胸骨体之后，可波及心前区，手掌大小范围，界限不很清楚。常放射至左肩、左臂内侧达无名指和小指，或至颈、咽或下颌部。胸痛常为压迫、发闷、紧缩或胸口沉重感，有时被描述为颈部扼制或胸骨后烧灼感，但不像针刺或刀扎样锐性痛。可伴有呼吸困难，也可伴有非特异性症状如乏力或虚弱感、头晕、恶心、坐立不安或濒死感。胸痛发作时，患者往往被迫停止正在进行的活动，直至症状缓解。胸痛通常持续数分钟至10余分钟，大多数情况下3~5分钟，很少超过30分钟，若症状仅持续数秒，则很可能与心绞痛无关。

3. 康复原则　在心脏康复前进行全面评估，是安全、有效、可持续开展心脏康复的必要条件。药物治疗是冠心病治疗的基础，是心脏康复过程中最重要、最基础的干预手段。在药物治疗的基础上，需要结合生活方式调整、心理康复、营养康复和运动康复等其他非药物疗法进行干预。康复过程中，随着患者一般情况和心肺功能的变化，需定期对患者进行综合评估。稳定性冠心病患者疫病感染恢复期心脏康复的治疗目标是提高生活质量和改善预后。

4. 西医治疗

（1）治疗原则：对于稳定性冠心病疫病感染恢复期患者，应避免各种诱发因素，如避免进食过饱（尤其是饱餐后运动）、戒烟限酒、避免过度劳累、减轻精神负担、保持充足睡眠；避免感染；避免输液量过多或输液速度过快；积极控制冠心病危险因素；建议进行心脏康复评估，制定心脏康复方案。支持疗法是疫病感染恢复期的重要手段，在基础治疗的同时，保证患者足量能量、营养素的摄入，以有效增强免疫力。

（2）药物治疗：稳定性冠心病的药物治疗目标是缓解心绞痛症状和预防心血管事件。①缓解症状、改善缺血的药物：目前缓解症状及改善缺血的药物主要包括3类：硝酸酯类药物、β受体阻滞剂和钙通道阻滞剂。缓解症状与改善缺血的药物应与预防心肌梗死的药物联合使用，其中β受体阻滞剂同时兼有两方面的作用。②改善预后的药物：此类药物可改善稳定性冠心病患者的预后，预防心肌梗死等不良心血管事件的发生。改善预后的药物主要包括抗血小板药物、他汀类等降胆固醇药物、β受体阻滞剂和血管紧张素转换酶抑制剂（ACEI）或血管紧张素Ⅱ受体拮抗剂（ARB）。

（3）其他疗法：对于稳定性冠心病疫病感染恢复期患者，对于血运重建治疗应重视个体化评估并严格掌握适应证。此外，制定心脏康复处方前首先需要对患者进行心血管综合评估。根据患者心血管综合评估和运动能力，对患者进行危险分层，按照危险分层推荐合适且安全的运动强度。以心脏康复干预为目标的心血管疾病管理重点是改变患者生活方式和控制心血管疾病危险因素。

5. 中医辨证治疗与康复

（1）心血瘀阻

临床表现：胸部刺痛、绞痛，固定不移，入夜更甚，日久不愈，伴胸闷气短，心悸不宁，口唇及舌质紫暗或有瘀斑，舌下脉络青紫迂曲，脉弦涩或结代。

推荐方药：冠心2号方（《古今名方》）加减。丹参、赤芍、川芎、红花、降香等，水煎服。

中成药：血塞通软胶囊、血栓通胶囊、通脉刺五加胶囊。

健康食品：西红花、姜黄、复合维生素、辅酶 Q_{10}、ω-3脂肪酸。

非药物疗法：

针刺取穴：内关、心俞、膻中、通里、足三里、间使。

操作：针法用泻法。

推荐药膳：

①药膳：护心三仁粥。桃仁、枣仁、柏子仁各10g，粳米100g，冰糖适量。先将桃仁、酸枣仁、柏子仁打碎入锅内，加水适量煎煮3次，

过滤去渣取汁，再放入粳米煮粥，待粥煮至浓稠时，加入冰糖稍煮即可食用，每日2次，早、晚空腹服用。

②代茶饮：安心茶。丹参5g，山楂5g，桂圆5g，当归5g，夜交藤5g，柏子仁5g，延胡索5g。将上药切碎，开水浸泡20分钟代茶饮用，次数不拘。

（2）气滞血瘀

临床表现：胸痛以胸闷胀痛、多因情志不遂诱发为特点，症见善太息，脘腹两胁胀闷，得嗳气或矢气则舒，舌紫或暗红，脉弦。

推荐方药：血府逐瘀汤（《医林改错》）加减。桃仁、红花、当归、生地黄、牛膝、川芎、桔梗、赤芍、枳壳、甘草、北柴胡等，水煎服。

中成药：血府逐瘀胶囊、心可舒片。

健康食品：西红花、桃仁、复合维生素、辅酶 Q_{10}、$\omega-3$ 脂肪酸。

非药物疗法：

针刺取穴：内关、心俞、膻中、通里、足三里、间使、膈俞、阴郄。

操作：针法用泻法。

推荐药膳：

①药膳：萝卜煲鲫鱼。白萝卜100g，冬瓜80g，陈皮15g，鲫鱼100g。以上诸味洗净，加水适量，煮至熟透，分2次服食。

②代茶饮：红花檀香茶。红花5g，白檀香3g。将上药切碎，煮水或沸水浸泡，代茶饮用。

（3）痰浊闭阻

临床表现：胸脘痞闷如窒而痛，或痛引肩背，气短，肢体沉重，形体肥胖痰多，纳呆恶心，舌暗苔浊腻，脉弦滑。

推荐方药：瓜蒌薤白半夏汤（《金匮要略》）加减。瓜蒌、薤白、法半夏、白酒等，水煎服。

中成药：丹蒌片。

健康食品：冬瓜子、黄介子、复合维生素、辅酶 Q_{10}、ω－3脂肪酸。

非药物疗法：

针刺取穴：内关、心俞、膻中、通里、足三里、间使、中脘、丰隆。

操作：针法用泻法。

推荐药膳：

①药膳：陈皮薏苡仁粥。陈皮、薏苡仁、粳米各50g。洗净，加水适量，文火熬制成粥。可供早、晚餐，温热服食。

②代茶饮：山楂益母茶。山楂30g，益母草10g，茶叶5g。将上药切碎，煮水或沸水浸泡，代茶饮用。

（4）寒凝心脉

临床表现：猝然心痛如绞，每因受寒而诱发或加剧，胸中窒闷，甚则胸痛彻背，背痛彻心，胸闷气短，心悸，重则喘息不能平卧，面色苍白，形寒肢冷，舌淡苔白，脉沉细。

推荐方药：枳实薤白桂枝汤（《金匮要略》）合当归四逆汤（《伤寒论》）加减。枳实、薤白、厚朴、瓜蒌、当归、桂枝、白芍、细辛、通草等，水煎服。

中成药：冠心苏合丸、理气活血滴丸。

健康食品：干姜、丁香、复合维生素、辅酶 Q_{10}、ω－3脂肪酸。

非药物疗法：

针灸取穴：内关、心俞、膻中、通里、足三里、间使、关元（灸）、气海（灸）。

操作：针法用平补平泻法。

推荐药膳：

①药膳：薤白粥。薤白10～15g（鲜者30～45g），粳米100g。薤白同粳米煮粥，可供早、晚餐，温热服食。

②代茶饮：莲心神饮。莲心3g，茯神5g，桂枝3g，白术5g，生甘草3g。将上药切碎，煮水或沸水浸泡，代茶饮用。

（5）气虚血瘀

临床表现：胸痛、胸闷，动则尤甚，休息时减轻，乏力气短，心悸汗出，舌体胖有齿痕，舌质暗有瘀斑或瘀点、苔薄白，脉弦或有间歇。

推荐方药：八珍汤（《瑞竹堂经验方》）加减。党参、白术、茯苓、甘草、当归、生地黄、赤芍、川芎、桃仁、红花、丹参等，水煎服。

中成药：通心络胶囊、芪龙胶囊、愈心痛胶囊、龙芪溶栓肠溶胶囊。

健康食品：大枣、海参、复合维生素、辅酶Q_{10}、$\omega-3$脂肪酸。

非药物疗法：

针刺取穴：内关、心俞、膻中、通里、足三里、间使、关元、气海。

操作：针法用平补平泻法。

推荐药膳：

①药膳：黄芪莲子红枣粥。黄芪15g，莲子10g，红枣10粒。文火煮20分钟，捞去黄芪，加入粳米50g，煮成粥。早、晚分次服用。

②代茶饮：洋参五味茶。西洋参3g，五味子5g，丹参5g，三七3g，

郁金5g。将上药捣烂切细，煮水或沸水浸泡，代茶饮用。

（6）气阴两虚

临床表现：胸闷隐痛、时作时止，心悸气短，倦怠懒言，面色少华，头晕目眩，遇劳则甚，舌红少津，脉细弱或结代。

推荐方药：生脉散加减（《医学启源》）。党参、麦冬、五味子、黄芪、白芍、桂枝、炙甘草等，水煎服。

中成药：芪冬颐心颗粒、灯盏生脉胶囊，兼见心悸怔忡可选用参松养心胶囊。

健康食品：黑木耳、山药、复合维生素、辅酶 Q_{10}、$\omega-3$ 脂肪酸。

非药物疗法：

针刺取穴：内关、心俞、膻中、通里、足三里、间使、关元、三阴交。

操作：针法用平补平泻法。

推荐药膳：

①药膳：山药粥。粳米50g，山药30g，西洋参5g。共煮成粥，每日晨起作早餐食之。

②代茶饮：麦冬茶。麦冬10g，将上药捣烂切细，煮水或沸水浸泡，代茶饮用。

（7）心肾阴虚

临床表现：胸闷且痛，心悸盗汗，心烦不寐，腰膝酸软，耳鸣头晕，舌红或有紫斑，脉细数。

推荐方药：左归饮（《景岳全书》）加减。熟地黄、山药、枸杞子、炙甘草、茯苓、山茱萸等，水煎服。

中成药：心元胶囊、天王补心丹。

健康食品：银耳、甲鱼、复合维生素、辅酶 Q_{10}、ω-3 脂肪酸。

非药物疗法：

针刺取穴：内关、心俞、膻中、通里、足三里、间使、肾俞、太溪、三阴交。

操作：针法用平补平泻法。

推荐药膳：

①药膳：麦冬粥。麦冬 30g，生地黄 30g，薏苡仁 50g，生姜 10g，大米 100g。将生姜切片，与麦冬、生地黄、薏苡仁同煎，去渣取汁，与大米煮粥。每日 1 剂，分 2 次服食。

②代茶饮：顺心饮。熟地黄 5g，山茱萸 5g，丹参 5g，人参 3g，郁金 5g。将上药切细，煮水或沸水浸泡，代茶饮用。

（8）心肾阳虚

临床表现：胸闷气短，心痛频发，心悸汗出，畏寒肢冷，腰酸乏力，咳嗽喘息，语言低微，甚者神志昏蒙，唇甲淡白或暗紫，舌淡白或紫暗，脉沉细或沉微欲绝。

推荐方药：参附汤（《济生续方》）合右归饮（《景岳全书》）加减。生晒参、黑顺片、肉桂、熟地黄、山茱萸、山药、枸杞子、杜仲等，水煎服。

中成药：心宝丸、芪苈强心胶囊、桂附理中丸。

健康食品：花椒、八角茴香、复合维生素、辅酶 Q_{10}、ω-3 脂肪酸。

非药物疗法：

针灸取穴：内关、心俞、膻中、通里、足三里、间使、巨阙、命门（灸）。

操作：针法用补法。

推荐药膳：

①药膳：人参苁蓉粥。人参 5g，肉苁蓉 15g，葱白 2 根，大米 100g。将人参、肉苁蓉水煎，去渣取汁，与葱白、大米同煮成粥。每日 1 剂，分 2 次服食。

②代茶饮：锁阳油茶。锁阳 60g，猪油 50g。将猪油加热，油炸锁阳，把锁阳轧为末。每次 10g，煮水或沸水浸泡，代茶饮用。

参考文献

［1］中华医学会，中华医学会杂志社，中华医学会全科医学分会，等．稳定性冠心病基层诊疗指南（2020 年）［J］．中华全科医师杂志，2021，20（3）：265－273．

［2］中华医学会心血管病学分会介入心脏病学组，中华医学会心血管病学分会动脉粥样硬化与冠心病学组，中国医师协会心血管内科医师分会血栓防治专业委员会，等．稳定性冠心病诊断与治疗指南［J］．中华心血管病杂志，2018，46（9）：680－694．

［3］中华中医药学会心血管病分会．冠心病稳定型心绞痛中医诊疗指南［J］．中医杂志，2019，60（21）：1880－1890．

［4］吴勉华，王新月．中医内科学［M］．北京：中国中医药出版社，2014．

［5］史载祥，黄春林，史大卓．现代中医心血管病学［M］．北京：人民卫生出版社，2006．

［6］杜廷海，牛琳琳．中西医结合康复心脏病学［M］．郑州：河南科学技术出版社，2018．

［7］史丽萍，应森林.实用中医药膳学［M］.北京：中国中医药出版社，2019.

［8］中华医学会，中华医学会杂志社，中华医学会全科医学分会，等.冠心病心脏康复基层指南（2020年）［J］.中华全科医师杂志，2021，20（2）：150－165.

（马晓昌、高凤、丁砚秋、孙敬辉、王安铸）

（二）缺血性脑卒中

1. 诊断标准　根据国际疾病分类（第十一版）（ICD－11）对缺血性脑卒中的定义，有神经影像学显示责任缺血病灶时，无论症状/体征持续时间长短都可诊断缺血性脑卒中，但在无法得到影像学责任病灶证据时，仍以症状/体征持续超过24小时为时间界限诊断缺血性脑卒中。应注意多数TIA患者症状不超过0.5~1小时。

2. 发病特点　中老年患者多见，病前有脑梗死的危险因素，如高血压、糖尿病、冠心病及血脂异常等。部分病例在发病前可有TIA发作。临床表现取决于梗死灶的大小和部位，主要为局灶性神经功能缺损的症状和体征，如偏瘫、偏身感觉障碍、失语、共济失调等，部分可有头痛、呕吐、昏迷等全脑症状。患者一般意识清楚，在发生基底动脉闭塞或大面积脑梗死时，病情严重，出现意识障碍，甚至有脑疝形成，最终导致死亡。

3. 康复原则　恢复初期，在治疗原发病的基础上，积极控制可预防的危险因素，减少脑卒中的复发。恢复中期，中西医联合治疗，积极调整生活作息、饮食习惯等，以加快脑卒中后遗症的恢复。恢复后期，进行系统全面的康复治疗，配合药物控制危险因素，以提高生活质量。

4. 西医治疗

（1）治疗原则："时间就是大脑"，对有指征的患者，应力争尽早实施再灌注治疗。根据患者发病时间、病因、发病机制、卒中类型、病情严重程度、伴发的基础疾病、脑血流储备功能和侧支循环状态等具体情况，制定适合患者的最佳个体化治疗方案。

（2）一般治疗：呼吸与吸氧、心脏监测与心脏病变处理、体温控制、血压控制、血糖控制。

（3）特异性治疗：改善脑血循环（如静脉溶栓、血管内治疗、抗血小板、抗凝、降纤、扩容等方法）、使用他汀及神经保护等。

5. 中医辨证治疗与康复

（1）头痛头昏

1）风寒阻络

临床表现：头痛头昏沉，常有拘紧感，恶风鼻塞，乏力汗出，舌淡红苔薄白，脉沉细。

推荐方药：川芎茶调散（《太平惠民和剂局方》）合玉屏风散（《究原方》）加减。薄荷叶（后下）、川芎、荆芥、细辛、防风、白芷、羌活、生甘草、黄芪、白术等，水煎服。

中成药：荆防合剂、马兰感寒胶囊。

健康食品：维 C 泡腾片、白芷、葱白。

非药物疗法：

耳穴压豆：神门、皮质下、交感、肺、脾、肾，每日按压 3 次，每次每穴按压 30 秒，3～5 日更换 1 次。

点穴：太阳、风池、风府、百会、阳明位，按穴位，每穴 40～50次。开阖枢针法：太阴位、太阳位、阳明位。

推荐药膳：

①药膳：藁本羌活排骨汤。藁本 6g，羌活 6g，排骨 500g。以上诸味洗净后，放入锅中，加入生姜 10g，葱白 3 段，少许盐，适量清水，煮熟滤上层油脂，吃肉喝汤，佐餐食用。

②代茶饮：生姜 10g，白芷 6g，红糖适量。煮水或沸水浸泡，代茶饮用。

2）燥干清窍

临床表现：头痛目干，阵发性空痛，注意力不集中，伴口鼻干燥，咽干咽痛，舌淡苔干或有裂纹剥脱，脉细涩。

推荐方药：翘荷汤（《温病条辨》）加减。薄荷（后下）、连翘、甘草、栀子、桔梗、绿豆皮、麦冬、百合等，水煎服。

中成药：口炎清颗粒、川贝枇杷膏。

健康食品：秋梨膏、百合、石斛、枇杷。

非药物疗法：五汁饮头面部熏蒸或雾化吸入，每日 1 次，每次 20 分钟。

推荐药膳：

①药膳：冰糖百合银耳粥。冰糖 10g，百合 15g，银耳 10g，粳米 200g。银耳泡发备用，百合洗净备用，粳米用水淘洗干净，放入锅中，加入清水，用大火煮沸，再改用小火慢慢热煮，待米熟时，加入冰糖、百合、银耳，继续煎煮 20 分钟，稍凉后食用。

②代茶饮：五汁饮。梨汁、荸荠汁、藕汁、麦冬汁、鲜芦根汁各 10g。和匀凉服，不喜凉者可温服。

3）痰热瘀阻

临床表现：头痛痛处固定不移，痛如锥刺，日轻夜重，胸脘满闷，咳痰黄稠，口苦便秘，舌红苔黄腻，脉滑数。

推荐方药：血府逐瘀汤（《医林改错》）合清气化痰汤（《医方考》）加减。桃仁、红花、当归、生地黄、川牛膝、川芎、桔梗、赤芍、枳壳、甘草、柴胡、陈皮、半夏、黄芩、竹茹、枳实、杏仁、瓜蒌、胆南星等，水煎服。

中成药：桔贝合剂、清脑复神液。

健康食品：鲜竹沥、川贝母。

非药物疗法：针灸选穴：百会、太阳、阿是穴、合谷、丰隆、血海。毫针平补平泻法，留针 30 分钟。

推荐药膳：

①药膳：三七苗凉拌金橘丝。三七鲜苗 300g，金橘切丝 60g。上两味洗净加醋、盐少许，调拌后食用。

②代茶饮：桃花白芷饮。桃花 10g，白芷 5g，陈皮 6g，川贝母 2g，橘红 6g。煮水或沸水浸泡，代茶饮用。

4）津血不足

临床表现：头痛隐隐，昏沉不适，面色黄暗，神疲乏力，唇干目涩，健忘耳鸣，少寐多梦，舌淡苔薄，脉沉细。

推荐方药：当归补血汤（《内外伤辨惑论》）合六味地黄丸（《小儿药证直诀》）加减。黄芪、当归、熟地黄、山茱萸、牡丹皮、山药、茯苓、泽泻等，水煎服。

中成药：归脾合剂。

健康食品：黄精、龟苓膏、阿胶类制品。

非药物疗法：足浴：黄芪 30g，当归 10g。煮水后浴足，泡至膝盖下三横指，时间 20 分钟，水温 40℃左右，至身出微汗为宜。

推荐药膳：

①药膳：参芪百合枸杞粥。沙参 10g，黄芪 10g，百合 24g，枸杞子 15g。以上诸味洗净备用，粳米 200g 用水淘洗干净，放入锅中，加入清水，用大火煮沸后，加入沙参、黄芪、百合、枸杞子，再改用小火煮熟，趁热食用。

②代茶饮：归参饮。当归 10g，党参 10g。煮水或沸水浸泡，代茶饮用。

（2）口眼㖞斜

1）风痰阻络

临床表现：口眼㖞斜，舌强或失语，肢体麻木，半身不遂，舌暗苔白腻，脉弦滑。

推荐方药：半夏白术天麻汤（《医学心悟》）合解语丹（《医学心悟》）加减。半夏、天麻、茯苓、橘红、白术、甘草、石菖蒲、炙远志、全蝎、羌活、胆南星、生姜、大红枣等，水煎服。

中成药：大活络丹、清心牛黄片、丹灯通脑滴丸。

健康食品：全蝎酒、丝瓜。

非药物疗法：

针灸选穴：水沟、地仓、四白、内关、三阴交、尺泽、丰隆、委中等。

操作：毫针平补平泻法，留针 30 分钟。

推荐药膳：

①药膳：石菖蒲拌猪心。猪心洗净，去内筋膜，挤净血水，切成小块，石菖蒲、陈皮洗净，同猪心一起放入炖盅内，加开水适量，调好料酒、食盐、味精、姜片等，炖盅加盖，置于大锅中，用文火炖 4 小时即

可食用。

②代茶饮：天麻竹沥饮。天麻 10g，鲜竹沥 10g，冰糖 10g，薏苡仁 10g。煮水或沸水浸泡，代茶饮用。

2）津气不足，脉络瘀阻

临床表现：口眼㖞斜，面色萎黄，肢体痿软，偏枯不用，神疲乏力，舌暗或有瘀斑，脉细涩。

推荐方药：补阳还五汤（《医林改错》）加减。黄芪、当归、赤芍、地龙、川芎、红花、桃仁、麦冬等，水煎服。

中成药：脑心通胶囊。

健康食品：葛根粉、西洋参含片。

非药物疗法：

针刺治疗：子午流注开穴，支沟、照海、列缺。

操作：毫针平补平泻法，留针 30 分钟。

推荐药膳：

①药膳：归芪蒸鸡。黄芪 50g，当归 10g，三七 20g，母鸡 1 只洗净备用。三七一半上蒸笼蒸软，切薄片，一半研粉，鸡切小块装盆，放入三七片、黄芪、当归，加适量调味料、清水。上笼蒸 2 小时左右，出笼后挑出鸡肉，滤出清汤，三七粉拌入鸡肉中，吃肉喝汤，佐餐食用。

②代茶饮：参芪饮。黄芪 15g，丹参 6g，黄精 10g，玉竹 15g。煮水或沸水浸泡，代茶饮用。

（3）半身不遂

1）肝肾不足

临床表现：半身不遂，患肢僵硬拘挛，舌强不语，患肢肌肉消瘦，舌红苔少或剥脱，脉沉细。

推荐方药：地黄饮子（《黄帝素问宣明论方》）合左归丸（《景岳全书》）加减。熟地黄、巴戟天、山茱萸、石斛、肉苁蓉、附子（先煎）、五味子、肉桂、茯苓、麦冬、石菖蒲、炙远志、山药、枸杞子、川牛膝、菟丝子等，水煎服。

中成药：杞菊地黄丸、益脑宁片。

健康食品：山药、桑椹、三七粉。

非药物疗法：耳穴压豆：肾、肝、内分泌、三焦、耳中，每日按压3次，每次每穴按压30秒，3～5日更换1次。

推荐药膳：

①药膳：益寿鸽蛋汤。枸杞子10g，龙眼肉10g，黄精10g。分别洗净，切碎，冰糖打碎待用。锅中注入清水约750mL，加入上三味药物同煮。待煮沸15分钟后，再将鸽蛋打入锅内，冰糖碎块同时下锅，煮至蛋熟即成。

②代茶饮：二至饮。女贞子15g，旱莲草10g。装入茶包，煮水或沸水浸泡，代茶饮用。

2）气虚血瘀

临床表现：半身不遂，肌肉软弱无力，肢体关节疼痛，少气懒言，纳呆乏力，舌淡或有瘀点，脉沉细。

推荐方药：通窍活血汤（《医林改错》）合四君子汤（《太平惠民和剂局方》）加减。赤芍、川芎、桃仁、红花、老葱、生姜、大红枣、莲子肉、薏苡仁、砂仁、桔梗、沙参、白术、茯苓、炙甘草等，水煎服。

中成药：川蛭通络胶囊、芪龙胶囊、益脑宁片、龙芪溶栓肠溶胶囊、蛭龙血通胶囊、丹灯通脑滴丸。

健康食品：绞股蓝丹参茶、桃仁、玫瑰花。

非药物疗法：足浴：当归15g，川芎15g，鸡血藤20g，花椒6g，煮水后浴足，泡至膝盖下三横指，时间20分钟，水温40℃，以身出微汗为宜。

推荐药膳：

①药膳：黄芪牛蹄筋祛瘀汤。将牛蹄筋100g温水洗净，用5L清水煮沸后，放入食用碱10g后再焖2分钟。捞出用热水洗去油污，反复多次，待牛蹄筋发胀后切成段，放入蒸碗中。将当归10g，丹参10g，黄芪15g入纱布袋放于周边，放入生姜、葱白及调料，上笼蒸3小时左右，待牛蹄筋熟烂后即可出笼。挑出药袋、葱、姜即可。日常佐餐食用。

②代茶饮：二参茶。党参10g，丹参10g。煮水或沸水浸泡，代茶饮用。

（4）嗅觉、味觉减退

1）肺脾气虚

临床表现：嗅觉、味觉减退，咳嗽气逆，纳差腹胀，倦怠乏力，舌淡苔白，脉沉细弱。

推荐方药：六君子汤（《太平惠民和剂局方》）加减。太子参、白术、茯苓、半夏、陈皮、山药、五味子、甘草等，水煎服。

中成药：补中益气合剂。

健康食品：黄精、山药、益生菌。

非药物疗法：耳穴压豆：肺、脾、小肠、胃、内分泌、皮质下，每日按压3次，每次每穴按压30s，3~5日更换1次。

推荐药膳：

①药膳：沙参山药大枣粥。沙参15g，大枣7枚洗净，山药60g去

皮切块备用，粳米200g用水淘洗干净，放入锅中，加入清水，用大火煮沸后，加入沙参、大枣、山药，再改用小火慢慢煮熟，趁热食用。

②代茶饮：参术饮。太子参10g，白术10g，黄精10g。煮水或沸水浸泡，代茶饮用。

2）肺燥津亏

临床表现：嗅觉、味觉下降，干咳咽痛，无痰或少痰，或痰中带血丝，口干乏力，大便秘结，舌红苔黄或有裂纹，脉细数。

推荐方药：沙参麦冬汤（《温病条辨》）合生脉散（《医学启源》）加减。沙参、玉竹、甘草、麦冬、白扁豆、天花粉、西洋参、五味子等，水煎服。

中成药：清燥润肺合剂。

健康食品：百合、竹荪、槐花蜜。

非药物疗法：

针灸选穴：肺俞、中府、列缺、太渊、太溪、照海。

操作：毫针补法，留针30分钟。

推荐药膳：

①药膳：冰糖雪梨银耳粥。冰糖10g，百合15g，雪梨1个，粳米200g。银耳泡发备用，百合洗净备用，雪梨洗净切块备用，粳米用水淘洗干净，放入锅中，加入清水，用大火煮沸，再改用小火慢慢热煮，待米熟时，加入冰糖、百合、雪梨块，继续煎煮20分钟，稍凉后食用。

②代茶饮：百合石斛饮。百合24g，石斛15g。煮水或沸水浸泡，代茶饮用。

6. 预防

（1）饮食清淡易消化，适当补充新鲜水果，保证足量汤饮，保证体内血容量充足，降低血液黏稠度，防止血栓形成，同时忌食油炸、肥腻、辛辣刺激之物。

（2）保持心情舒畅，起居有度，充足睡眠，避免过度劳累，耗伤阴津。

（3）适量运动，每日自行疏通或敲打经络，活动手足膝肩关节，保持经脉气血运行畅通。

（4）戒除不良嗜好（戒烟忌酒），控制血压、血糖、血脂。

（5）注意保暖，避风防寒，佩戴口罩，防止风寒邪毒侵袭。

（6）佩戴避瘟香囊（《理瀹骈文》），药用羌活、川大黄、柴胡、细辛、吴茱萸、苍术各等分，研粉装入香囊，贴身佩戴，辟邪祛秽。

（7）适当饮用运气防疫煮散（桑叶 9g，菊花 6g，桔梗 6g，甘草 3g，五味子 3g，生酸枣仁 9g，炮姜 3g。煮水代茶饮，每日 1 剂）。

参考文献

［1］国家卫生健康委办公厅，国家中医药局综合司．关于印发新型冠状病毒感染诊疗方案（试行第十版）的通知［EB/OL］．(2023 - 01 - 05)［2023 - 01 - 15］. http：//www. gov. cn/zhengce/zhengceku/2023 - 01/06/content_ 5735343. htm.

［2］张伯礼，吴勉华．中医内科学［M］．北京：中国中医药出版社，2017.

［3］李冀，连建伟．方剂学［M］．北京：中国中医药出版社，2016.

［4］李娜．运用中医五运六气理论龙砂医派顾植山拟制壬寅冬季防疫方［N］．中国中医药报，2022 - 12 - 24（2）.

［5］谢梦洲，朱天民．中医药膳学［M］．北京：中国中医药出版

社，2016.

［6］吴江，贾建平．神经病学［M］．北京：人民卫生出版社，2015.

（孔繁军、李玲、杨豪、陈君逸）

（三）高血压

1. 诊断标准 ①诊室血压：首诊发现收缩压≥140mmHg 和（或）舒张压≥90mmHg，非同日 3 次测量均达到上述诊断界值，即可确诊。②诊断不确定，或怀疑"白大衣高血压"或"隐蔽性高血压"，建议动态血压监测或家庭自测血压辅助诊断。动态血压监测和家庭自测血压诊断高血压的标准见表 1。

表 1　诊室血压、动态血压监测及家庭自测血压的高血压诊断标准（mmHg）

分类	收缩压		舒张压
诊室血压	≥140	和（或）	≥90
动态血压			
24h 平均	≥130	和（或）	≥80
白天	≥135	和（或）	≥85
夜间	≥120	和（或）	≥70
家庭血压	≥135	和（或）	≥85

2. 发病特点 高血压是疫病感染患者最常见的共病，合并高血压即属于重型和危重型高危人群。大多数高血压患者在疫病感染康复期间血压控制不佳，患者持续增加心脏代谢需求，这与心脏储备减少、皮质类固醇和非甾体抗炎药（NSAIDS）类药物使用及肾素－血管紧张素－醛固酮系统（RAAS）调节异常有关，也与缺乏运动和不健康饮食导致的体重增加或情绪紧张、焦虑恐慌、停止用药有关。停药的原因一是在

疫情封控期间无法获得药物，其次可能受抗高血压药物特别是血管紧张素转换酶抑制剂（ACEI）/血管紧张素Ⅱ受体拮抗剂（ARB）与感染疫病存在相关性报道的误导。

3. 康复原则 疫病感染恢复期高血压康复以控制血压为主，旨在平稳降压、稳定血压在正常值，并预防并发症出现，如已经出现靶器官受损，须同时监测靶器官功能。疫病感染恢复期高血压康复主要以药物联合降压为主，广泛应用中医中药丰富的治疗手段和方法，辅以清淡饮食、情志调养、运动康复、起居调摄等。

4. 西医治疗

（1）治疗原则：疫病感染恢复期高血压治疗的主要目的仍然是降低心脑血管并发症的发生和死亡风险。首先要降压达标，其次是平稳降压，最后要对高血压患者进行综合干预管理。疫病感染恢复期高血压患者的降压目标：

1）一般高血压患者：血压降至 140/90mmHg 以下。

2）合并糖尿病、冠心病、心力衰竭、慢性肾脏疾病伴有蛋白尿的高血压患者：血压应降至 130/80mmHg 以下。

3）年龄在 65~79 岁的高血压患者：血压降至 150/90mmHg 以下，如能耐受，可进一步降至 140/90mmHg 以下。

4）80 岁及以上高血压患者：血压降至 150/90mmHg 以下。

（2）药物治疗

1）建议疫病恢复期高血压患者注射疫苗。

2）建议选择降压药物时应综合考虑其伴随合并症情况。尽量选用证据明确、可改善预后的五大类降压药物，即 ACEI、ARB、β 受体阻滞剂、CCB 和利尿剂。大多数疫病感染恢复期高血压患者需要双联降压药来降低血压，对双联治疗血压仍控制不佳的患者需要三种药物的联合治疗，包括 RAAS 抑制剂、CCB、β 受体阻滞剂和利尿剂来降低血压。心动过速是疫病康复患者的常见症状之一，β 受体阻滞剂是高血压患者控制心率的首选药物。

先前曾有对 RAAS 抑制剂可能影响疫病临床过程的担忧。因为有数据表明，血管紧张素转换酶 2（ACE2）作为 SARS-CoV-2 进入细胞的受体，其表达可以被 RAAS 抑制剂上调。然而研究表明，ARB 和 ACEI 用于治疗疫病感染患者的高血压，它们被观察到可以降低这些患者的疾病严重程度并改善临床结果。欧洲高血压学会（ESH）动脉高血压管理指南、欧洲心脏病学会（ESC）指南支持疫病大流行期间高血压的管理使用 ACEI 或 ARB 抗高血压治疗，对于大多数高血压患者，推荐的治疗方法是 ACEI 或 ARB 与 CCB 或噻嗪/噻嗪类利尿剂的组合。国际高血压学会（ISH）完全认可 ESC 和 ESH 高血压理事会最近发表的两份声明的内容，即没有充分的证据表明，在疫病感染患者的高血压管理中，改变 ACEI 或 ARBs 的使用以避免禁忌证。由于缺乏令人信服的数据，ISH 强烈主张不应因疫病感染而停止使用 ACEI 或 ARB。

（3）其他疗法：生活方式干预："健康生活方式六部曲"，即限盐减重适当运动，戒烟戒酒，平衡心态。协助患者减轻精神压力、保持心理平衡，是提高疫病感染恢复期血压达标的重要方面。

5. 中医辨证治疗与康复

（1）肝阳上亢

临床表现：眩晕，耳鸣，头目胀痛，急躁易怒，口苦，失眠多梦，遇烦劳郁怒而加重，甚则仆倒，颜面潮红，肢麻震颤；舌红苔黄，脉弦或数。

推荐方药：天麻钩藤饮（《中医内科杂病证治新义》）加减。天麻、钩藤、石决明、川牛膝、桑寄生、杜仲、栀子、黄芩、益母草、朱茯神、首乌藤等，水煎服。

中成药：松龄血脉康胶囊、天麻钩藤颗粒、强力定眩片、复方罗布麻片、清肝降压胶囊、清脑降压胶囊。

健康食品：菊花、天麻、杜仲叶、玉竹乳清复合肽。

非药物疗法：

①针刺治疗：主穴：百会、风池、太冲、合谷、曲池、三阴交。配穴：行间、侠溪。毫针平补平泻法，每日1次，留针20分钟。

②推拿按摩：推荐强刺激点按太冲、推桥弓穴，每次10分钟。

③足浴：可选用浴足降压液或天麻、党参、菊花、桑叶枝等药物熬煮后泡脚。

④运动康复：五禽戏、太极拳、八段锦等。

推荐药膳：

①药膳：天麻鱼头（《中国药膳学》）。天麻25g，川芎10g，茯苓10g，鲜鲤鱼2条（每条重600g以上），酱油25mL，黄酒45mL，食盐15g，白糖5g，味精1g，胡椒粉3g，麻油25g，葱10g，生姜15g，湿淀粉50g。鲜鲤鱼洗净分盛，川芎、茯苓、天麻同泡4~6小时；捞出天麻置米饭上蒸软蒸透，切成薄片，与川芎、茯苓同分为8份，分别夹入各份鱼块中。然后放入绍酒、姜、葱，兑适量清汤，上笼蒸约30分钟后取出；拣去姜、葱，翻扣碗中，再将原汤倒入火勺内，调入酱油、食盐、白糖、味精、胡椒粉、麻油、湿淀粉、清汤等，烧沸，打去浮沫，浇在各份鱼的面上即成。

②代茶饮：菊花绿茶饮（《药膳食谱集锦》）。菊花3g，槐花3g，绿茶3g。沸水冲泡，密闭浸泡5~10分钟，频饮，每日数次。

（2）痰湿中阻

临床表现：眩晕，头重昏蒙，或伴视物旋转，胸闷，恶心而时吐痰涎，少食而多寐，舌苔白腻，脉濡滑。

推荐方药：半夏白术天麻汤（《医学心悟》）加减。半夏、白术、天麻、橘红、茯苓、甘草、生姜、大枣等，水煎服。

中成药：牛黄降压丸、醒脑降压丸。

健康食品：草果、沙棘、芹菜籽。

非药物疗法：

①针刺治疗：主穴：百会、风池、太冲、合谷、曲池、三阴交。配穴：丰隆、中脘。毫针平补平泻法，每日1次，留针20分钟。

②推拿按摩：可在腹部及背部脾俞、肾俞，用推、摩等手法，做较长时间的轻刺激，按揉天突穴、足三里、丰隆穴约3分钟。

③足浴：可选用茯苓、半夏、陈皮、甘草等药物熬煮后温水泡脚。

推荐药膳：

①药膳：瓜蒌饼（《黄帝素问宣明论方》）。瓜蒌瓤250g（去籽），白砂糖100g，面粉1000g。把瓜蒌瓤（去籽）与白砂糖放入锅内，加水适量，以小火煨熟，拌匀成馅，面粉发酵成软面团，擀面皮，添加瓜蒌馅，制成面饼，烙熟或蒸熟即可食用，每日早、晚空腹各食1个。

②代茶饮：地仙煎（《饮膳正要》）。山药500g，杏仁180g，生牛奶子360g。将杏仁用清水浸泡，去皮、尖，研成细粉。加入山药、生牛奶子，一起拌绞取汁，入砂罐内，加入清水，密封后，文火煮24小时。每日早晨空腹服1汤匙。

（3）瘀血内阻

临床表现：眩晕时作，头痛，且痛有定处，兼见健忘，失眠，心悸，精神不振，耳鸣耳聋，面唇紫暗，舌暗有瘀点、瘀斑，多伴见舌下脉络迂曲增粗，脉涩或细涩，脉弦涩或细涩。

推荐方药：通窍活血汤（《医林改错》）加减。赤芍、川芎、桃仁、红花、麝香、老葱、鲜姜、大枣、酒等，水煎服。

中成药：松龄血脉康胶囊、复方罗布麻片。

健康食品：西红花、山楂、天麻。

非药物疗法：

①针刺治疗：主穴：百会、风池、太冲、合谷、曲池、三阴交。配穴：足三里、膈俞。毫针平补平泻法，每日1次，留针20分钟。

②推拿按摩：用推、摩等手法对气海、关元、脾俞、肾俞、桥弓、率谷、曲池、丰隆、太冲、涌泉等穴做较长时间的轻刺激，每次10分钟。

③足浴：可选用当归、川芎、红花、川续断等药物熬煮后温水泡脚。

推荐药膳：

①药膳：三七蒸鸡（《延年益寿妙方》）。母鸡1500g，三七20g，姜、葱、料酒、盐各适量。母鸡宰杀煺毛，剁去头爪，剖腹去内脏，冲洗干净。三七一半上笼蒸软，切薄片，一半磨成粉。姜切片，葱切大段。将鸡剁成小块装盆，放入三七片，葱、姜摆于鸡块上，加适量料酒、盐、清水。上笼蒸2小时左右，出笼后拣去葱姜，拌入味精、三七粉即成。吃肉喝汤，佐餐时随量食用。

②代茶饮：红花当归酒（《中药制剂汇编》）。红花100g，当归50g，桂皮50g，赤芍50g，40%食用酒精适量。药粗粉装入纱布袋内，40%食用酒精1L浸渍10~15天，补充40%食用酒精续浸药渣3~5天，

滤过，添加食用酒精至1L，即得。每日3~4次，每次服10~20mL。

（4）肝肾阴虚

临床表现：眩晕日久不愈，精神萎靡，腰酸膝软，少寐多梦，健忘，两目干涩，视力减退；或遗精滑泄，耳鸣齿摇；或颧红咽干，五心烦热，舌红少苔，脉细数。

推荐方药：左归丸（《景岳全书》）。熟地黄、山药、山茱萸、枸杞子、菟丝子、川牛膝、龟甲胶、鹿角胶等，水煎服。

中成药：清肝降压胶囊、六味地黄丸。

健康食品：天麻、杜仲叶、玉竹乳清复合肽。

非药物疗法：

①针刺治疗：主穴：百会、风池、太冲、合谷、曲池、三阴交。配穴：肝俞、肾俞、太溪。毫针平补平泻法，每日1次，留针20分钟。

②推拿按摩：揉摩气海、关元、肾俞、涌泉穴，约10分钟。

③足浴：可选用熟地黄、红花、丹参、桑椹、黄精、生姜等熬煮后温水泡脚。

推荐药膳：

①药膳：a. 益寿鸽蛋汤（《四川中药志》）。枸杞子10g，龙眼肉10g，制黄精10g，鸽蛋4枚，冰糖30g。枸杞子洗净，龙眼肉、制黄精分别洗净，切碎，冰糖打碎待用。锅中注入清水约750mL，加入上3味药物同煮。待煮沸15分钟后，再将鸽蛋打入锅内，冰糖碎块同时下锅，煮至蛋熟即成。每日服1剂，连服7日。b. 生地黄鸡（《肘后备急方》）。生地黄250g，乌雌鸡1只，饴糖150g。鸡宰杀去净毛，洗净治如食法，去内脏备用。将生地黄洗净，切片，入饴糖，调拌后塞入鸡腹内。将鸡腹部朝下置于锅内，上笼旺火蒸2~3小时，待其熟烂后，食

肉，饮汁。

②代茶饮：枸杞桑菊饮。枸杞子9g，决明子9g，桑叶5g，菊花5g。小火炖煮，代茶饮。

（5）阴阳两虚

临床表现：眩晕耳鸣，腰酸膝软，夜尿频数，便溏水肿，口干自汗，四肢欠温，阳痿或月经不调；舌苔淡白而干，脉沉细无力。

推荐方药：金匮肾气丸（《金匮要略》）加减。附子、桂枝、干地黄、山茱萸、山药、茯苓、牡丹皮、泽泻等，水煎服。

中成药：金匮肾气丸。

健康食品：桑椹、芹菜籽。

非药物疗法：

①针刺治疗：主穴：百会、风池、太冲、合谷、曲池、三阴交。配穴：关元、肾俞。毫针平补平泻法，每日1次，留针20分钟。

②推拿按摩：推荐指推或手掌按揉肾俞、脾俞、气海俞、关元俞、胃俞、命门、腰阳关、血海、三阴交、足三里、涌泉穴，每次约5分钟。

③足浴：可选用山药、枸杞子、人参、当归、黄芪、茯苓等熬煮后温水泡脚。

推荐药膳：

①药膳：枸杞汁大排。排骨1000g，枸杞子30g，番茄酱10g，料酒20g，酱油50g，葱段20g，姜末10g，香油15g，植物油750g，清汤、湿淀粉、白糖、味精各适量。枸杞子洗净水煮取浓汁，排骨洗净控水切块拍松，加入料酒、酱油、葱段、姜末腌制30分钟，取出控去酱油汁，热油加入排骨，翻炸2分钟捞出控油，另取热锅加香油烧热，加白糖、

番茄酱、枸杞浓缩汁及清汤少许，烧开后湿淀粉勾芡，浇至排骨上。

②代茶饮：芹菜红枣汤。芹菜 200～500g，红枣 60～120g，洗净入锅，加水适量煮汤，分次饮用。

参考文献

[1] 张伯礼，吴勉华. 中医内科学［M］. 北京：中国中医药出版社，2017.

[2] 谢梦洲，朱天民. 中医药膳学［M］. 北京：中国中医药出版社，2016.

[3]《中成药治疗优势病种临床应用指南》标准化项目组. 中成药治疗原发性高血压临床应用指南（2021 年）［J］. 中国中西医结合杂志，2022，42（7）：773－781.

（毛威、吕玲春、杨丽、李心怡）

（四）糖尿病

1. 诊断标准 糖尿病诊断标准见表 2。

表 2 糖尿病的诊断标准

诊断标准	静脉血浆葡萄糖（mmol/L）或 HbA_{1c} 水平
典型糖尿病症状	
加上随机血糖	≥11.1
或加上空腹血糖	≥7.0
或加上 OGTT 2h 血糖	≥11.1
或加上 HbA_{1c}	≥6.5%

注：OGTT 为口服葡萄糖耐量实验；HbA_{1c} 为糖化血红蛋白。典型糖尿病症状包括烦渴多饮、多尿、多食、不明原因体重下降；随机血糖指不考虑上次用餐时间，一天中任意时间的血糖；空腹状态指至少 8 小时没有进食热量。无糖尿病典型症状者，需改日复查确认。

2. 发病特点 疫病感染恢复期患者邪气虽去，但正气不足，或正气渐复，但余邪未尽，甚者脏腑虚损，气血失畅，此时疫病感染与糖尿病之间存在相互促进的双向关系。

3. 康复原则 恢复初期，以积极控制糖尿病为主，如密切监测血糖，积极控制血糖、血压、血脂等危险因素等；恢复中期，在积极控制糖尿病的同时，从饮食、运动、心理等方面整体调理；恢复后期，以调养为主，治疗为辅。

4. 西医治疗

（1）治疗原则：遵循"行教育、勤监管、管住嘴、迈开腿、药莫忘"原则，指导严格控制影响血糖的多重危险因素，包括血压、血脂、体重等。

（2）药物治疗：在生活方式干预控制血糖不佳的情况下，考虑下一步药物治疗。1 型糖尿病及新诊断的 2 型糖尿病患者如有明显的高血糖症状、酮症或 DKA 立即胰岛素治疗；其他 2 型糖尿病患者，开始单药治疗，首选二甲双胍；如单独用药未达标，可联用不同机制的口服或注射类降糖药物进行二联治疗；若二联治疗 3 个月不达标，于原用药基础上加用一种不同机制的降糖药进行三联治疗，如三联治疗未包括胰岛素而血糖不达标，可加用胰岛素，若已包括胰岛素而血糖仍不达标，应调整为多次胰岛素治疗。另外，疫病感染恢复期，在患者使用上述口服药物治疗的基础上，如出现血糖明显波动或新发糖尿病，首先选择胰岛素控制血糖。

（3）其他疗法：根据上述康复原则，调整生活方式，选择合理的运动、饮食等方式积极控制血糖。

5. 中医辨证治疗与康复

（1）阴虚湿热

临床表现：心烦，急躁易怒，口干口苦，口舌生疮，易饥多食，时时汗出，少寐多梦，头痛而重，身重而痛，身热不扬，胸闷气短，大便不调，小便黄涩，舌体瘦小，舌质红，舌苔黄腻，脉细数。

推荐方药：甘露饮（《太平惠民和剂局方》）加减。熟地黄、生地黄、天冬、麦冬、石斛、黄芩、枇杷叶、茵陈、枳壳、炙甘草等，水煎服。

中成药：金芪降糖片。

健康食品：玉竹、苦瓜。

非药物疗法：针刺治疗：取穴鱼际、太渊、心俞、肺俞、脾俞、玉液、金津、承浆，平补平泻。

推荐药膳：

①药膳：百合薏米粥。百合 20g，生薏苡仁 30g。共煮成粥，分 2～3 次食之，一日量。

②代茶饮：百合 10g，生地黄 10g，生薏苡仁 10g。煮水或沸水浸泡，代茶饮用。

（2）脾胃湿热

临床表现：脘腹胀满，胸闷烦热，口干作渴，肢体困倦，尿少色黄，大便溏泄不爽，纳少厌食，恶心呕吐，或身热起伏，汗出不解；舌红苔黄腻，脉濡数。

推荐方药：半夏泻心汤（《伤寒论》）或葛根黄芩黄连汤（《伤寒论》）加减。清半夏、黄芩、黄连、干姜、党参、炙甘草、大枣等；或葛根、黄芩、黄连、炙甘草等，水煎服。

中成药：葛根芩连微丸。

健康食品：玉米须、白萝卜。

非药物疗法：针刺治疗：取穴胃脘下俞、肺俞、胃俞、肾俞、三阴交、太溪、内庭、地机，平补平泻或用泻法。

推荐药膳：

①药膳：山药薏米粥。生山药60g（切成片），生薏苡仁30g。共煮成粥，分2~3次食之，一日量。

②代茶饮：白术10g，佩兰10g，茵陈10g。煮水或沸水浸泡，代茶饮用。

（3）气阴两虚

临床表现：消瘦，倦怠乏力，气短懒言，易汗出，胸闷憋气，脘腹胀满，腰膝酸软，便溏或黏滞不爽，口干，舌体胖大，质淡，苔腻，脉细数。

推荐方药：偏上焦阴伤选黄芪生脉饮加减。党参、生黄芪、麦冬、五味子等，水煎服。偏中焦阴伤选清心莲子饮（《太平惠民和剂局方》）或玉液汤（《医学衷中参西录》）加减。黄芪、莲子肉、麦冬、地骨皮、车前子、党参、炙甘草、茯苓、黄芩等；或生山药、生黄芪、知母、葛根、五味子、天花粉、鸡内金等，水煎服。偏下焦阴伤选参芪地黄汤（《杂病源流犀烛》）加减。党参、生黄芪、熟地黄、生山药等，水煎服。

中成药：十味玉泉片、津力达颗粒。

健康食品：红枣、黄精、玉竹。

非药物疗法：针刺治疗：取穴内庭、三阴交、脾俞、胃俞、中脘、足三里，以补法为主。

推荐药膳：

①药膳：a. 葛根冬瓜粥。葛根 30g（研细粉），冬瓜 500g（切成块），粳米 100g。共煮成粥，每日分 2～3 次食之。b. 枸杞百合粥。枸杞子 30g，生百合 30g，糯米 30g。先将百合用洁净水浸泡 12 小时（鲜者勿泡），然后放入糯米、枸杞子共煮熟，分 2～3 次食之。

②代茶饮：黄芪 10g，麦冬 10g，五味子 10g。煮水或沸水浸泡，代茶饮用。

参考文献

［1］中华医学会糖尿病学分会．中国 2 型糖尿病防治指南（2020年版）［J］．中华糖尿病杂志，2021，13（4）：315 – 409．

［2］王振伟．上海市新型冠状病毒感染恢复期中医康复方案专家共识（2022 年第 2 版）［J］．上海中医药杂志，2022，56（8）：1 – 3．

［3］纪立农，李光伟，巩秋红，等．新型冠状病毒肺炎疫情期间老年糖尿病患者疾病管理与应急指引［J］．中国糖尿病杂志，2020，28（1）：1 – 6．

［4］杨荣，马荫笃．糖尿病的中医分型和选食［J］．中国食品，1997（3）：16 – 20．

（刘秀萍、李丹）

（五）肿瘤

1. 诊断标准 肿瘤的诊断是对是否是肿瘤、肿瘤的性质、恶性肿瘤的分期及有无转移作出的判断。肿瘤的早期诊断具有重要的意义，因为只有早期诊断才能获得早期治疗，才能获得较好的治疗效果。在诊断恶性肿瘤时，国际统一的恶性肿瘤临床病期分类——TNM 分类法可用以记录恶性肿瘤病变范围及对照治疗效果。肿瘤的诊断包括病史、体格检查、临床影像诊断、计算机 X 射线断层成像、内窥镜检查、细胞学检查、活组织检查、血液生化检查、免疫学检查等。

2. 发病特点 肿瘤细胞不管是良性的还是恶性的，均为持久地发生了改变的正常细胞，且都能不断地繁殖与自己相同的肿瘤细胞，而宿主即有肿瘤细胞生长的人体，则"缺少"阻止它生长与分裂的有效调节机制，使肿瘤细胞过度增长，从而形成肿块。

（1）良性肿瘤的特点：良性肿瘤细胞与原有组织的形态相似，生长较缓慢。生长方式为外生性生长和膨胀性生长，常有包膜形成，与周围组织一般分界清楚，故通常可推动，不向其他部位转移，手术后很少复发。对机体的影响主要为局部压迫症状或阻塞性作用。

（2）恶性肿瘤的特点：恶性肿瘤与原有组织形态差别大，生长速度较快，生长方式分为浸润性生长和外生性生长，周围无包膜，一般与周围组织分界不清楚，通常不能推动，常常有转移，手术等治疗后较多复发。对机体影响较大，除压迫、阻塞外，还可以破坏原发处和转移处的组织，引起坏死、出血，并发生感染，甚至造成恶病质。恶性肿瘤的扩散方式如下。

①直接蔓延：随着肿瘤的不断长大，癌细胞不断侵入并破坏邻近正常器官或组织，并继续生长。例如宫颈癌可蔓延到直肠和膀胱。

②转移：癌细胞从原发部位侵入淋巴管、血管或体腔，被带到其他处而继续生长，形成与原发癌同样类型的肿瘤。这个过程称为转移。常见的转移途径有：a. 淋巴道转移：癌细胞侵入淋巴管后，随淋巴首先到达局部淋巴结，再继续转移至下一站淋巴结。例如子宫颈癌的盆腔淋巴转移。b. 血行转移：癌细胞侵入血管后随血流到达远隔器官继续生

长，形成转移瘤。例如绒癌的肺转移、脑转移。c. 种植转移：体腔内器官的肿瘤蔓延至器官表面时，癌细胞可以脱落，并像播种一样，种植在体腔和体腔内各器官表面，形成多数转移瘤，如卵巢癌的腹腔内种植。

由此可见，肿瘤因其特殊的特性，以常见病、多发病成为目前危害人类健康的最严重的一类疾病。尤其是恶性肿瘤，也成为人们研究防治的重点。

3. 康复原则 针对高危及癌前人群积极宣教，通过生活方式改变或中西医结合干预进行预防。针对诊断初期与根治期的患者，心理疏导减轻治疗带来的不良反应和后遗症。针对根治后的康复期与随访期，综合手段进行复发转移预防与监测。晚期及临终关怀患者，减轻不良反应，提高生活质量，疏导心理情绪。

4. 西医治疗

（1）治疗原则：针对疫病恢复期的肿瘤患者，在相关症状完全消失后，可考虑重启抗肿瘤治疗，需要根据抗肿瘤治疗迫切程度、抗肿瘤治疗方案强度、患者全身状态及疾病分期加以权衡。肿瘤患者的评估和治疗方法应该是动态的，根据每个患者的情况、每个医院的资源和每个医生的经验进行调整。例如，对于免疫指标异常或其他并发症的老年男性，应考虑早期全面监测和营养支持，动态监测心肺功能、白蛋白水平、凝血试验，以防止发生严重不良事件。

（2）药物治疗：铂类；干扰转录过程和阻止 RNA 合成的药物；抗生素类；抗信号转导药；抗肿瘤辅助药；抗肿瘤抗体药；调节体内激素平衡类；拓扑异构酶抑制剂；烷化剂；抑制蛋白质合成与功能；影响核酸生物合成的药物；影响微管蛋白的药物。

（3）其他治疗：外科治疗（手术切除）；放射治疗（利用同位素衰变和加速器产生的射线治疗恶性肿瘤）；介入治疗（利用影像引导通过穿刺针或导管插入人体肿瘤病灶或肿瘤供血血管注射化学药物）；其他疗法（物理治疗、基因治疗）。

5. 中医辨证治疗与康复

（1）气滞络阻

临床表现：脏腑或相应部位出现胀满、疼痛，苔薄腻，脉弦。

推荐方药：柴胡疏肝散（《景岳全书》）加减。柴胡、陈皮、川芎、芍药、枳壳、香附、炙甘草等，水煎服。

中成药：复方鹿仙草片等。

健康食品：青皮、佛手、灵芝孢子粉、黄精、鱼腥草等。

非药物疗法：

针灸治疗：取关元、三阴交、太冲、肝俞、阳陵泉等穴位加减。

操作：毫针平补平泻法。

推荐药膳：

①药膳：素馨花10g，黄花菜30g，陈皮10g，瘦猪肉120g，姜、盐适量。先把黄花菜泡在清水里30分钟，后挤去水分。将素馨花和瘦猪肉洗净、切成小块。于锅中加水，用小火煮沸后，再煮30~40分钟，猪肉软嫩后放入素馨花、陈皮、黄花菜、生姜再煮10分钟，加入盐调味即可。

②代茶饮：陈皮15g，白梅花5g，枸杞子5g。煮水或沸水浸泡，代茶饮用。

（2）痰凝瘀结

临床表现：咳嗽咳痰，神昏，痰核，肢体关节疼痛，病变脏腑出现

83

痞块，苔白，脉滑。

推荐方药：导痰汤（《妇人大全良方》）加减。半夏、陈皮、茯苓、制南星、枳实，生姜、炙甘草等，水煎服。

中成药：参苓白术散。

健康食品：黄介子、草果、冬虫夏草。

非药物疗法：

针刺治疗：取膻中、足三里、太冲、三阴交等穴位加减。

操作：采用平补平泻，得气为度，留针 30 分钟，每日 1 次。

推荐药膳：

①药膳：川贝母 15g，玫瑰花 10g，白萝卜 400g。将川贝母研磨，白萝卜切块，所有材料加清水 500mL 放在锅中炖煮 2 小时后口服。

②代茶饮：石斛、百合、麦冬、大枣各 5～10g，冰糖 10g，加开水 150mL。煮水或沸水浸泡，代茶饮用。

（3）湿浊阻滞

临床表现：咳嗽咳痰，食欲不振，纳呆，腹胀，泄泻，小便不利，苔白腻或白滑，脉濡。

推荐方药：二陈汤（《太平惠民和剂局方》）合瓜蒌薤白半夏汤（《金匮要略》）加减。姜半夏、瓜蒌皮、薤白、陈皮、茯苓、炙甘草等，水煎服。

中成药：香砂六君丸等。

健康食品：草果、薏苡仁。

非药物疗法：

针刺治疗：取丰隆、中脘、列缺、内关、公孙等穴位加减。

操作：采用泻法，得气为度，留针 30 分钟，每日 1 次。

推荐药膳：

①药膳：山药 15g，薏苡仁 15g，粳米 100g。以上 3 味放入锅中，煮开 3 分钟再用文火煮 20 分钟后服用。

②代茶饮：鲜芦根 10g，竹茹 5g，焦山楂 10g，炒谷芽 10g，橘红 5g，霜桑叶 5g。煮水或沸水浸泡，代茶饮用。

（4）瘀血结块

临床表现：病变部位疼痛，痛有定处，或有瘀点肿块，或致发热，面色黧黑，肌肤甲错，舌质紫暗，或有瘀斑，脉涩或弦。

推荐方药：血府逐瘀汤（《医林改错》）加减。桃仁、红花、当归、生地黄、川芎、赤芍、牛膝、桔梗、柴胡、枳壳、甘草等，水煎服。

中成药：复方蟾蜍膏等。

健康食品：桃仁、三七粉。

非药物疗法：

针刺治疗：取血海、太冲、膈俞等穴位加减。

操作：采用泻法，得气为度，留针 30 分钟，每日 1 次。

推荐药膳：

①药膳：乌鸡 1 只，当归 10g，三七 5g，生姜 5g。将当归、三七和生姜放入乌鸡腹中，加入清水 500mL，大火煮炖 3 小时，肉烂食用。

②代茶饮：山楂 20g，玫瑰花 10g，月季花 10g，红花 10g。煮水或沸水浸泡，代茶饮用。

（5）毒热蕴结

临床表现：发热，出血，病变部位红、肿、热、痛，大便秘结，小便短赤，舌红苔黄，脉数。

推荐方药：清瘟败毒饮（《疫疹一得》）加减。生石膏、生地黄、犀角、黄连、桔梗、栀子、黄芩、知母、赤芍、玄参、牡丹皮、竹叶、连翘、甘草等，水煎服。

中成药：西黄丸等。

健康食品：鱼油、鱼腥草、马齿苋。

非药物疗法：

针刺治疗：取大椎、曲池、合谷、商阳、少商等穴位加减。

操作：采用泻法，得气为度，留针30分钟，每日1次。

推荐药膳：

①药膳：蒲公英50g，粳米100g。蒲公英洗净、切碎、去渣，入粳米煮粥食用。

②代茶饮：苦菜1000g，黄芪500g，大枣500g，煮水或沸水浸泡，代茶饮用。

（6）气虚神疲

临床表现：精神萎顿，倦怠乏力，气短，眩晕，自汗，易于感冒，面白，舌质淡，苔薄白，脉虚无力。

推荐方药：生脉饮（《内外伤辨惑论》）加减。人参、麦冬、五味子等，水煎服。

中成药：潞党参口服液、参芪扶正注射液、百令胶囊、艾愈胶囊、野生蓝莓花青素冻干粉或片等。

健康食品：人参、黄精、小分子活性肽有机硒固体饮料等。

非药物疗法：

针刺治疗：取气海、关元、足三里等穴位加减。

操作：采用补法，得气为度，留针30分钟，每日1次。

推荐药膳：

①药膳：桂圆肉15g，莲子15g，大枣10枚，粳米100g。熬粥食用。

②代茶饮：取人参、冬虫夏草、党参、黄芪其中的一种或几种适量，煮水或沸水浸泡，代茶饮用。

（7）血虚失养

临床表现：头晕目眩，神疲乏力，失眠健忘，心悸怔忡，面色苍白或萎黄，唇甲不荣，舌质淡，苔白，脉弱。

推荐方药：当归补血汤（《内外伤辨惑论》）加减。黄芪、当归等，水煎服。

中成药：八珍丸、东阿阿胶、益气维血片（颗粒、胶囊）等。

健康食品：阿胶膏、黄精。

非药物疗法：

针刺治疗：取中脘、血海、足三里等穴位加减。

操作：采用补法，得气为度，留针30分钟，每日1次。

推荐药膳：

①药膳：赤小豆160g，猪排骨500g，陈皮10g，盐少许。红豆、陈皮用水洗净，排骨切块，用500mL水，猛火煮炖，放入赤小豆文火炖煮，加盐调味，熟可食用。

②代茶饮：龙眼肉30g，桑椹20g，加蜂蜜适量。煮水或沸水浸泡，代茶饮用。

（8）阴虚内热

临床表现：口干唇燥，五心烦热，潮热盗汗，心烦失眠，腰膝酸软，皮肤干燥，大便燥结，舌红少津，脉细数。

推荐方药：沙参麦冬汤（《温病条辨》）加减。沙参、玉竹、生甘草、冬桑叶、麦冬、生扁豆、天花粉等，水煎服。

中成药：六味地黄丸等。

健康食品：石斛、玉竹等。

非药物疗法：

针刺治疗：取三阴交、太溪、然谷等穴位加减。

操作：采用补法，得气为度，留针 30 分钟，每日 1 次。

推荐药膳：

①药膳：黄芪、山药、菟丝子各 20g，糖适量，粳米 100g。先将山药切成小片，与黄芪、菟丝子入净布包起，加水煮沸，小火熬成粥。

②代茶饮：梨 500g，贝母粉 10g。煮水或沸水浸泡，代茶饮用。

（9）阳虚寒凝

临床表现：神倦嗜卧，少气懒言，形寒肢冷，心悸自汗，纳差，四肢水肿，面色苍白或萎黄，腰膝冷痛，阳痿遗精，大便溏泻，小便清长，舌质淡胖，有齿痕，苔白，脉沉迟。

推荐方药：右归饮（《景岳全书》）加减。熟地黄、山药、山茱萸、枸杞子、菟丝子、鹿角胶、杜仲、肉桂、当归、制附子等，水煎服。

中成药：金匮肾气丸、龟鹿补肾丸等。

健康食品：肉桂、干姜、鹿茸膏。

非药物疗法：

针刺治疗：取大椎、命门、关元等穴位加减。

操作：采用补法，得气为度，留针 30 分钟，每日 1 次。

推荐药膳：

①药膳：粳米 100g，猪肾 50g，枸杞子 10g，盐少许。粳米淘洗干净，用冷水浸泡半小时，沥干，加入 1000mL 水，将粳米、猪肾粒、枸

杞子放入煮沸，后改用小火熬煮成粥，加入少许盐食用。

②代茶饮：肉桂末，苹果榨汁，红茶包，蜂蜜各少许。苹果汁加适量水煮沸，将红茶包和肉桂粉放进去泡 15 分钟，最后加入蜂蜜，代茶饮用。

参考文献

［1］李杰 . 五期演变——中医药防治恶性肿瘤理论体系构建及创新［J］. 北京中医药大学学报，2022，45（3）：223 – 230.

［2］李琦 . 食疗在中医肿瘤护理中的应用效果观察［J］. 中国冶金工业医学杂志，2022，39（5）：607 – 608.

［3］曹璐畅，李杰 . "升陷培本"法治疗气陷型肿瘤疾病经方与病案举隅［J］. 辽宁中医杂志，2022，49（3）：32 – 35.

［4］许博文，王贺平，李杰，等 . 李杰教授病证结合治疗肿瘤常用药对［J］. 世界中医药，2021，16（20）：3078 – 3081.

［5］韩欣璞，肖海娟，方瑜，等 . 中医食疗在恶性肿瘤中的研究进展［J］. 辽宁中医杂志，2022，49（11）：203 – 206.

［6］韩彬，杨善舒，李钟 . 食疗学在中医肿瘤治疗中的应用——评《中医肿瘤食疗学》［J］. 食品安全质量检测学报，2021，12（22）：8963.

（冯浩、商晓英）

（六）肺纤维化

1. 诊断标准　排除其他已知原因的间质性肺疾病（如家庭或职业环境暴露、结缔组织病和药物毒性）；胸部高分辨率 CT 证实在原来普通型间质性肺炎型改变背景上双肺新出现磨玻璃影和（或）实变影；排除心力衰竭或液体负荷过重导致的呼吸功能恶化或急性肺水肿。

2. 发病特点 肺纤维化（IPF）是一种病因不明，慢性进行性纤维化性间质性肺炎。病变局限在肺脏，好发于中老年男性人群，主要表现为进行性加重的呼吸困难，伴限制性通气功能障碍和气体交换障碍，导致低氧血症，甚至呼吸衰竭，预后差，其肺组织学和胸部高分辨率CT表现为普通型间质性肺炎。多项临床证据表明，长时间的疫病感染可能导致肺纤维化。也有研究表明，即使在病毒根除后，疫病感染患者发生纤维性疾病和长期损伤的风险也会增加。中医学称之为"肺痿"，是指肺叶痿弱不用，临床以咳吐浊唾涎沫为主症，为肺脏的慢性虚损性疾患。

3. 康复原则 肺康复是针对有症状及日常活动能力下降的肺纤维化患者的一项干预手段，旨在减轻症状，改善机体功能，稳定或延缓疾病发展，降低医疗花费。肺康复的内容包括呼吸生理治疗，肌肉训练（全身性运动和呼吸肌锻炼），营养支持，精神治疗和教育。肺纤维化患者肺康复治疗的研究虽然有限，大多数肺纤维化患者可以推荐接受肺康复治疗。

4. 西医治疗

（1）治疗原则：近几年有关肺纤维化的治疗尚无最佳的治疗方案，但是几乎所有患者均需要支持治疗来缓解低氧血症和减轻呼吸急促和咳嗽等症状。因此，需要建立医生与患者的良好合作关系，对疾病进行监测与评估，并视病情变化和患者意愿调整治疗措施，帮助患者减轻痛苦，提高生活质量。

（2）药物治疗：可根据患者的临床症状选用糖皮质激素治疗、抗感染治疗、抗肺纤维化治疗、抑酸治疗等。

（3）其他疗法：①对症支持治疗：氧疗、肺康复训练、缓解呼吸困难、预防静脉血栓栓塞症、机械通气等。②肺移植手术治疗。③姑息性治疗。④治疗并发症。⑤加强患者教育与自我管理。

5. 中医辨证治疗与康复

（1）虚热证

临床表现：咳吐浊唾涎沫，其质较黏稠，或咳痰带血，咳声不扬，甚则音嗄，气急喘促，口渴咽燥，午后潮热，形体消瘦，皮毛干枯，舌红而干，脉虚数。

推荐方药：麦冬汤（《金匮要略》）合清燥救肺汤（《医门法律》）加减。太子参、甘草、大枣、粳米、桑叶、石膏、阿胶、麦冬、胡麻仁、杏仁、枇杷叶、半夏等，水煎服。

中成药：痰热清胶囊、金银花口服液、猪胆粉、补肺活血胶囊、清喉利咽颗粒。

健康食品：灵芝孢子粉、活性复合益生菌制剂、多元维生素、百合。

非药物疗法：

①针刺治疗：取穴肺俞、尺泽、鱼际、太溪。盗汗甚者，加阴郄；潮热甚者，加内关。一般肺俞、太溪，针用补法，但针刺不宜过深，手法不宜过重，留针15分钟左右即可出针。尺泽、鱼际针用泻法，刺激亦不宜过强，连续留捻2~3分钟后出针。

②灸法治疗：取穴大椎、肺俞、上脘、中脘、膈俞、足三里、孔最、肾俞等。大椎、肺俞与膈俞（或中脘与上脘），用温灸盒灸30分钟；足三里、孔最、肾俞，清艾条温和灸每穴15分钟。每日1次。选用艾灸疗法时，一般隔2天施灸1次，每穴灸10~15分钟，持续2周；症状明显者可交替选用不同穴位每天施灸，5次后休息1~2天，然后

继续施灸 5 次。10 次为 1 个疗程。

③其他：平时注意饮食起居、情志的调摄，饮食增加营养，规律作息，注意保暖，保持舒畅的心情。劝导患者戒烟，避免二手烟的吸入；对于部分患者可以采用家庭氧疗；患者可以进行一些中医康复治疗，也可以进行一些腹式呼吸锻炼。

推荐药膳：

①药膳：双鱼蒸甲鱼（《妇人大全良方》）。甲鱼 1 只，川贝母 6g，知母 6g，杏仁 6g，前胡 6g，银柴胡 6g。葱、姜、花椒、盐、白糖、黄酒、味精适量。制法：甲鱼宰杀，放尽血水，剥去甲壳，弃除内脏，切去脚爪，洗净后切成大块。将诸药材洗净，切成薄片，放入纱布袋内，扎紧袋口。将甲鱼块与药袋一起放入蒸碗内，加水适量，再加葱、姜、花椒、盐、白糖、黄酒等调料后，入蒸笼内蒸 1 小时，取出调味后即可。分次食用。

②代茶饮：佩兰 3g，青蒿 3g，桑叶 3g，草果 2g，麦冬 4g，苏叶 3g，薄荷 3g，蒲公英 3g，陈皮 3g，生姜 1 片，大枣 2 个。煮水或沸水浸泡，代茶饮用。

（2）虚寒证

临床表现：咳吐涎沫，其质清稀量多，不渴，短气不足以息，头眩，身疲乏力，食少，形寒，小便数，或遗尿，舌质淡，脉虚弱。

推荐方药：甘草干姜汤（《金匮要略》）或生姜甘草汤（《备急千金要方》）加减。甘草、干姜、人参、大枣、白术、茯苓等，水煎服。

中成药：百令胶囊、玉屏风颗粒、补肺活血胶囊。

健康食品：灵芝孢子粉、干姜、大枣。

非药物疗法：

①针刺治疗：取穴肺俞、膏肓俞、气海、足三里。诸穴均用补法，留针30分钟。

②灸法治疗：取穴大椎、肺俞、上脘、中脘、膈俞、足三里、孔最、肾俞等。大椎、肺俞与膈俞（或中脘与上脘），用温灸盒灸30分钟；足三里、孔最、肾俞，清艾条温和灸每穴15分钟。每日1次。选用艾灸疗法时，一般隔两天施灸1次，每穴灸10~15分钟，持续两周；症状明显者可交替选用不同穴位每天施灸，5次后休息1~2天，然后继续施灸5次。10次为1个疗程。

③其他：平时注意饮食起居、情志的调摄，饮食增加营养，规律作息，注意保暖，保持舒畅的心情。劝导患者戒烟，避免二手烟的吸入；对于部分患者可以采用家庭氧疗；患者可以进行一些中医康复治疗，也可以进行一些腹式呼吸锻炼。

推荐药膳：

①药膳：补骨脂胡桃煎（《证类本草》）。补骨脂100g，胡桃肉200g，蜂蜜100g。制法：将补骨脂酒拌，蒸熟，晒干，研末。胡桃肉捣为泥状。蜂蜜溶化煮沸，加入胡桃泥、补骨脂粉，和匀。收贮瓶内，每服10g，黄酒调服，不善饮者开水调服。每日2次。

②代茶饮：杏细茶（《太平圣惠方》）。杏仁5g，细辛0.5g，花茶3g。煮水或沸水浸泡，代茶饮用。

参考文献

[1] 周仲瑛.中医内科学[M].2版.北京：中国中医药出版社，2007.

[2] 中华医学会呼吸病学分会间质性肺疾病学组.特发性纤维化

诊断和治疗中国专家共识［J］. 中华结核和呼吸杂志，2016，39（6）：427－432.

［3］中华医学会呼吸病学分会间质性肺疾病学组，中国医师协会呼吸医师分会间质性肺疾病工作委员会. 特发性纤维化急性加重诊断和治疗中国专家共识［J］. 中华医学杂志，2019，99（26）：2014－2023.

［4］谢梦洲，朱天民. 中医药膳学［M］. 北京：中国中医药出版社，2016.

（李显筑、杨善军、王浩）

（七）慢性阻塞性肺疾病

1. 诊断标准　慢阻肺的诊断主要依据危险因素暴露史、症状、体征及肺功能检查等临床资料，并排除可引起类似症状和持续气流受限的其他疾病，综合分析确定。肺功能检查表现为持续气流受限是确诊慢阻肺的必备条件，吸入支气管舒张剂后 $FEV_1/FVC < 70\%$ 即明确存在持续的气流受限。慢阻肺急性加重可分为轻度、中度、重度和极重度。

2. 发病特点　慢性阻塞性肺疾病（COPD），简称"慢阻肺"，是一种常见、可预防和治疗的慢性气道疾病，其特征是持续存在的气流受限和相应的呼吸系统症状；其病理学改变主要是气道和（或）肺泡异常，通常与显著暴露于有害颗粒或气体相关，遗传易感性、异常的炎症反应及与肺异常发育等众多的宿主因素参与发病过程；严重的并发症可能影响疾病的表现和病死率。慢阻肺患者合并病毒感染可有更明显的局部及全身炎症反应，细菌感染往往继发于病毒感染，混合感染时患者病情常常较重。

疫病具有人群普遍易感性，但合并基础病的患者，特别是中老年人，是感染的高危人群，易致重型、危重及死亡，慢性肺病常导致不良结局，且预后较差。研究表明，我国 40 岁以上人群，COPD 患病率达 8.2%。我国流行病学分析显示，我国大部分疫病确诊患者年龄在 30～69 岁之间，合并 COPD 或年龄≥65 岁的患者死亡率及重病率明显高于无基础疾病患者。其原因与随年龄增长，免疫功能下降，且目前疫病缺乏特异性药物治疗有关。老年人肺部结构改变，肌肉萎缩，气道清除能力、储存能力、防御能力降低，组织和循环中促炎细胞因子的基线水平升高，而且老年人在疾病状态下更容易发生感染，疫病感染后会产生炎症因子风暴而加速急性呼吸衰竭的产生。

本病在中医学中属于"肺胀"范畴，肺胀是多种慢性肺系疾患反复发作，迁延不愈，导致肺气胀满，不能敛降的一种病证。其病程缠绵，时轻时重，经久难愈，严重者可出现神昏、痉厥、出血、喘脱等危重病证。

3. 康复原则 呼吸康复可减轻患者呼吸困难症状、提高运动耐力、改善生活质量、减轻焦虑和抑郁症状、减少急性加重后 4 周内的再住院风险。规律的运动训练是呼吸康复的核心内容，每个慢阻肺患者的运动训练计划应根据全面评估结果、康复目标、康复场所及可提供的仪器设备来决定。

慢阻肺患者常存在营养不良及心理障碍。通过营养干预可改善患者营养状况、总体重、运动能力和一般健康状况；心理干预可显著改善慢阻肺患者焦虑抑郁症状，增加患者治疗依从性；健康教育可提高患者自我管理能力，并可改善预后。

4. 西医治疗

（1）治疗原则

1）稳定期：减轻当前症状，包括缓解呼吸系统症状、改善运动耐量和健康状况；降低未来风险，包括防止疾病进展、防治急性加重及减少病死率。

2）急性加重期：慢阻肺急性加重的治疗目标是最小化本次急性加重的影响，预防再次急性加重的发生。

（2）药物治疗

1）稳定期：选用支气管舒张剂、吸入糖皮质激素、不同作用机制的支气管舒张剂联合治疗、磷酸二酯酶－4（PDE－4）抑制剂等，还可以选用祛痰药及抗氧化剂、免疫调节剂及中医药治疗等。

2）急性加重期：选用支气管舒张剂、茶碱类药物、抗感染治疗、糖皮质激素治疗等，还可通过全身或雾化吸入药物、吸痰、物理排痰等方式辅助气道痰液清除。并发呼吸衰竭时，一般不推荐使用呼吸兴奋剂，只有在无条件或不适合使用机械通气时选用。

（3）其他疗法

1）稳定期：非药物干预是稳定期慢阻肺治疗的重要组成部分，与药物治疗起到协同作用，包括患者管理、呼吸康复治疗、家庭氧疗、家庭无创通气、疫苗、气道内介入、外科治疗等。

2）急性加重期：主要是呼吸支持，包括控制性氧疗、经鼻高流量湿化氧疗（HFNC）、无创机械通气（NPPV）及有创通气。

5. 中医辨证治疗与康复

（1）痰浊壅肺

临床表现：胸膺满闷，短气喘息，稍劳即著，咳嗽痰多，色白黏腻或呈泡沫，畏风易汗，脘痞纳少，倦怠乏力，舌暗，苔薄腻或浊腻，脉小滑。

推荐方药：苏子降气汤（《太平惠民和剂局方》）合三子养亲汤

（《韩氏医通》）加减。苏子、前胡、白芥子、莱菔子、半夏、厚朴、陈皮、白术、茯苓、甘草等，水煎服。

中成药：桂龙咳喘宁胶囊（蜜炼膏）、化痰清肺散、清肺消炎丸。

健康食品：黄介子、冬虫夏草及制剂、灵芝孢子粉、橘皮。

非药物疗法：

①针刺治疗：取穴肺俞、脾俞、太渊、丰隆、足三里。气喘甚者加天突、膻中、气海。其中肺俞、丰隆用泻法，太渊、脾俞、足三里用补法，留针30分钟。

②灸法治疗：取穴大椎、肺俞、上脘、中脘、膈俞、足三里、孔最、肾俞等。大椎、肺俞与膈俞（或中脘与上脘），用温灸盒灸30分钟；足三里、孔最、肾俞，清艾条温和灸，每穴15分钟。频次：每日1次。选用艾灸疗法时，一般隔2天施灸1次，每穴灸10~15分钟，持续2周；症状明显者可交替选用不同穴位每天施灸，5次后休息1~2天，然后继续施灸5次。10次为1个疗程。

③其他：平时注意饮食起居、情志的调摄，饮食增加营养，规律作息，注意保暖，保持舒畅的心情。劝导患者戒烟，避免二手烟的吸入；对于部分患者可以采用家庭氧疗；患者可以进行一些中医康复治疗，也可以进行一些腹式呼吸锻炼。

推荐药膳：

①药膳：莱菔子粥（《老老恒言》）。莱菔子15g，粳米100g。制法：将莱菔子炒熟，磨成细粉。将粳米洗净，与莱菔子粉一同置锅内，加水适量，置武火上烧沸，用文火熬煮成粥即成。每日温食。

②代茶饮：生黄芪9g，金银花5g，广藿香3g。煮水或沸水浸泡，代茶饮用。

（2）痰热郁肺

临床表现：咳逆，喘息气粗，胸满，烦躁，目胀睛突，痰黄或白，黏稠难咳，或伴身热，微恶寒，有汗不多，口渴欲饮，溲赤，便干，舌边尖红，苔黄或黄腻，脉数或滑数。

推荐方药：越婢加半夏汤（《金匮要略》）或桑白皮汤（《景岳全书》）加减。麻黄、黄芩、石膏、桑白皮、杏仁、半夏、苏子等，水煎服。

中成药：复方鲜竹沥液、黄英咳喘糖浆、克咳胶囊、牛黄蛇胆川贝液、十味龙胆花胶囊、羚羊清肺丸。

健康食品：桔梗、冬瓜子、鹿角菜、冬虫夏草及制剂、灵芝孢子粉。

非药物疗法：

①针刺治疗：取穴大椎、尺泽、鱼际、曲池、合谷。咽痛甚者，加少商；胸痛加内关；痰热重者，加肺俞以清肺热。所有腧穴均用提插捻转泻法，手法可较重，采用间歇行针20分钟，每隔5分钟行针1次。少商常用三棱针点刺。

②穴位按摩：太渊、膻中、中府、肺俞、肾俞、大肠俞、列缺、中脘、足三里等，咳嗽、咽痒、干咳者，可加少商、尺泽等。方法：以大拇指放置于穴位上，拇指指腹触摸皮肤并稍加按压，小幅度的环转按揉腧穴，以产生酸胀温热感为佳，每次1~3分钟。

③其他：平时注意饮食起居、情志的调摄，饮食增加营养，规律作息，注意保暖，保持舒畅的心情。劝导患者戒烟，避免二手烟的吸入；对于部分患者可以采用家庭氧疗；患者可以进行一些中医康复治疗，也可以进行一些腹式呼吸锻炼。

推荐药膳：

①药膳：萝卜鲫鱼汤（《随息居饮食谱》）。萝卜500g，鲫鱼300g，食盐适量。制法：将萝卜洗净切块。鲫鱼去鳞、去内脏洗净。二味入锅内，清水煮，至肉烂汤成，酌加食盐，适量服。

②代茶饮：金银花2g，菊花3g，天冬3g，百合3g，陈皮3g，茯苓3g，生姜1片，大枣2个。煮水或沸水浸泡，代茶饮用。

（3）痰蒙神窍

临床表现：神志恍惚，表情淡漠，谵妄，烦躁不安，撮空理线，嗜睡，甚则昏迷，或伴肢体抽搐，咳逆喘促，咳痰不爽，苔白腻或黄腻，舌质暗红或淡紫，脉细滑数。

推荐方药：涤痰汤（《济生方》）加减。半夏、茯苓、橘红、胆南星、竹茹、枳实、菖蒲、远志、郁金等，水煎服。

中成药：清肺化痰丸、苏合香丸、润肺膏。

健康食品：冬虫夏草及制剂、灵芝孢子粉、活性复合益生菌制剂。

非药物疗法：

①针刺治疗：取穴中脘、内关、公孙、列缺、丰隆、人中、涌泉等，所有腧穴均用提插捻转泻法，手法可较重，采用间歇行针20分钟，每隔5分钟行针1次。

②耳穴压豆：支气管、肺、肾、内分泌、神门、枕、脾、胃、大肠、交感等。将贴有王不留行籽的耳豆贴敷于以上耳穴并稍加压力，以穴位产生酸麻重胀感或发热为度。贴敷后每天自行按压数次，每次3~4分钟。每次贴压后保留1~2天，取下后让耳穴部位放松一晚，次日再以同样方法贴敷，一般5~6次为1个疗程。

③其他：平时注意饮食起居、情志的调摄，饮食增加营养，规律作

息，注意保暖，保持舒畅的心情。劝导患者戒烟，避免二手烟的吸入；对于部分患者可以采用家庭氧疗；患者可以进行一些中医康复治疗，也可以进行一些腹式呼吸锻炼。

推荐药膳：

①药膳：石菖蒲拌猪心（《医学正传》）。猪心半个，石菖蒲10g，陈皮2g，黄酒、食盐、味精、姜片等适量。制法：猪心洗净，去内筋膜，挤净血水，切成小块。石菖蒲、陈皮洗净，同猪心一起放入炖盅内，加开水适量，调好料酒、食盐、味精、姜片等，炖盅加盖，置于大锅中，用文火炖4小时，即可食用。

②代茶饮：刺五加5g，黄芪5g，云茯苓5g，陈皮5g，芦根5g，薏苡仁5g，淡豆豉7g，山楂5g，大枣10个。煮水或沸水浸泡，代茶饮用。

（4）阳虚水泛

临床表现：心悸，喘咳，咳痰清稀，面浮，下肢浮肿，甚则一身悉肿，腹部胀满有水，脘痞，纳差，尿少，怕冷，面唇青紫，苔白滑，舌胖质暗，脉沉细。

推荐方药：真武汤（《伤寒论》）合五苓散（《伤寒论》）加减。附子、桂枝、茯苓、白术、猪苓、泽泻、生姜、赤芍等，水煎服。

中成药：心宝丸、祛痰止咳颗粒、桂附理中丸。

健康食品：冬虫夏草及制剂、灵芝孢子粉。

非药物疗法：

①针刺治疗：取穴肺俞、膏肓俞、脾俞、气海、足三里。诸穴宜轻针重灸，采用捻转结合提插补法，手法宜轻灵，留针30分钟。气喘者加刺天突、膻中，用平补平泻法，针而加灸；浮肿尿少者，加阴陵泉、

三阴交,针用泻法,手法可稍重。

②隔物灸贴:取穴大椎、肺俞、脾俞、孔最,每次贴敷 40 分钟,每日 1 次。

③经络推拿:手太阴肺经、手阳明大肠经、足阳明胃经、足太阴脾经、任脉、督脉等。方法:取坐位或卧位,均匀呼吸。用一手手掌大鱼际沿经络循行方向紧贴皮肤施力作直线往返快速摩擦,可两手掌交替进行,100~120 次/分(每手摩擦 50~60 次/分),每条经络摩擦 1 分钟为宜。

④其他:平时注意饮食起居、情志的调摄,饮食增加营养,规律作息,注意保暖,保持舒畅的心情。劝导患者戒烟,避免二手烟的吸入;对于部分患者可以采用家庭氧疗;患者可以进行一些中医康复治疗,也可以进行一些腹式呼吸锻炼。

推荐药膳:

①药膳:郁李仁薏仁粥(《太平圣惠方》)。郁李仁 10g,薏苡仁 30g,粳米 50g。制法:郁李仁去皮,洗净捣碎,先煮,取汁。薏苡仁、粳米淘洗干净。以郁李仁汁同薏苡仁、粳米加适量水同煮,至米烂粥熟为度。每日 1~2 次。亦可作为佐餐。

②代茶饮:桔桂茶(《传统药茶方》)。桔梗 5g,桂枝 3g,花茶 3g。煮水或沸水浸泡,代茶饮用。

(5)肺肾气虚

临床表现:呼吸浅短难续,声低气怯,甚则张口抬肩,倚息不能平卧,咳嗽,痰白如沫,咳吐不利,胸闷心慌,形寒汗出,或腰膝酸软,小便清长,或尿有余沥,舌淡或暗紫,脉沉细或无力,或有结代。

推荐方药:平喘固本汤(《南京中医学院附院验方》)合补肺汤

（《永类钤方》）加减。党参（人参）、黄芪、炙甘草、冬虫夏草、熟地黄、胡桃肉、紫河车、五味子、灵磁石、沉香、紫菀、款冬花、苏子、法半夏、橘红等，水煎服。

中成药：百令胶囊、固本咳喘颗粒。

健康食品：黄精、山药、冬虫夏草及制剂、灵芝孢子粉。

非药物疗法：

①针刺治疗：取穴肺俞、肾俞、关元、太渊、太溪。潮热盛者加内关，盗汗甚者加阴郄。诸穴皆用补法，手法宜轻巧，留针 15 分钟左右，即可出针。

②灸法治疗：取穴大椎、肺俞、上脘、中脘、膈俞、足三里、孔最、肾俞等。大椎、肺俞与膈俞（或中脘与上脘），用温灸盒灸 30 分钟；足三里或孔最或肾俞，清艾条温和灸，每穴 15 分钟。频次：每日 1 次。选用艾灸疗法时，一般隔 2 天施灸 1 次，每穴灸 10～15 分钟，持续 2 周；症状明显者可交替选用不同穴位每天施灸，5 次后休息 1～2 天，然后继续施灸 5 次。10 次为 1 个疗程。

③其他：平时注意饮食起居、情志的调摄，饮食增加营养，规律作息，注意保暖，保持舒畅的心情。劝导患者戒烟，避免二手烟的吸入；对于部分患者可以采用家庭氧疗；患者可以进行一些中医康复治疗，也可以进行一些腹式呼吸锻炼。

推荐药膳：

①药膳：银鱼粥（《草木便方》）。银鱼干 30g，糯米 100g，生姜、猪油、食盐各适量。制法：先将银鱼干、糯米、生姜分别洗干净，合煮成粥。然后再加入少量猪油、食盐。趁热空腹食之。每日可服 2 次。

②代茶饮：黄芪 3g，白芷 3g，陈皮 3g，金银花 2g，芦根 3g，薏苡

仁3g，大枣2个。煮水或沸水浸泡，代茶饮用。

参考文献

[1] 周仲瑛．中医内科学［M］.2版．北京：中国中医药出版社，2007.

[2]《中成药治疗优势病种临床应用指南》标准化项目组．中成药治疗慢性阻塞性肺疾病临床应用指南（2021年）［J］.中国中西医结合杂志，2022，42（8）：901－914.

[3] 中华医学会呼吸病学分会慢性阻塞性肺疾病学组，中国医师协会呼吸医师分会慢性阻塞性肺疾病工作委员会．慢性阻塞性肺疾病诊治指南（2021年修订版）［J］.中华结核和呼吸杂志，2021，44（3）：170－205.

[4] 石伟娟，王凤燕，杨宇琼，等．新型冠状病毒感染疫情对慢性阻塞性肺疾病患者急性加重频率的影响研究［J］.中国全科医学，2023，26（5）：550－556.

[5] 李俏，王琦，李金燕，等．新型冠状病毒肺炎疫情下慢性阻塞性肺疾病的防治［J］.微量元素与健康研究，2022，39（1）：8－10.

[6] 谢梦洲，朱天民．中医药膳学［M］.北京：中国中医药出版社，2016.

（李显筑、杨善军、王浩）

（八）肾损伤

1. 诊断标准 确诊疫病感染，伴新发尿检异常（蛋白尿、血尿）或（和）肾功能损害即可诊断。

2. 发病特点 疫病感染致病因素为"疫毒"，引起的肾损伤较为常见，可见于任何年龄段。其病机："疫毒"可入里直中肾脏，引起肾脏损伤；疫病感染治疗中的用药之"药毒"可引起肾脏损伤；疫病感染病情严重患者，其脏腑功能严重异常，累及肾脏。最终出现腰酸乏力，血尿、泡沫尿，夜尿清长甚至出现少尿、无尿等症状。疫病感染引起的肾损伤常表现为蛋白尿、血尿、血肌酐升高，属中医学"水肿""尿血""虚劳"等范畴。西医学认为其可能的发病机制：①病毒直接介导肾损伤：病毒的器官靶向性损伤取决于与受体结合蛋白的结合能力。SARS-CoV-2 属冠状病毒，已知其功能性受体 - 血管紧张素转化酶 2（ACE2）在近端肾小管上皮细胞高水平表达，肾小球足细胞也有 ACE2 表达。采用冷冻电镜技术发现，SARS-CoV-2 病毒 S 蛋白为三聚体构架，每个单体均有受体结合位点，其与 ACE2 的结合力是 SARS 病毒的 10 ~ 20 倍，提示肾脏可能也是疫病主要攻击靶点。②免疫激活介导的肾损伤：研究表明，COVID-19 患者体内 TNF－α、IL－1、IL－6、IL－12、IFN－α 等细胞因子水平明显升高，进一步可引起全身性炎症反应风暴、血流动力学紊乱和微循环障碍，最终导致包括肾脏在内的多脏器功能障碍综合征。③其他因素：感染初期使用非甾体抗炎药、抗病毒药等可能引起药物性肾损伤，治疗过程中抗生素、造影剂的使用均可引起肾损伤，危重症患者多脏器功能衰竭、低血压、容量不足、电解质和酸碱代谢紊乱等引起肾损伤。

3. 康复原则　早期康复针对不同病因积极对症治疗，控制血压、血糖、血脂，避免使用肾毒性药物。病情好转后减少治疗药物使用，选用药食同源类食品如山药、莲子、芡实、枸杞子、黄精等健脾补肾。肾损伤恢复正常后以康复锻炼为主，强身健体提高自身抵抗力，避免再次出现肾损伤。

4. 西医治疗

（1）治疗原则：去除诱因，对症治疗。

（2）药物治疗

1）肾小球型蛋白尿：血管紧张素转化酶抑制剂（ACEI）、血管紧张素Ⅱ受体阻滞剂（ARB）、钠－葡萄糖协同转运蛋白2抑制剂（SGLT2）。

2）肾小管型蛋白尿：谷胱甘肽片。

3）肾功能不全：复方α酮酸片。肾毒性药物引起的肾小管间质病变导致血肌酐升高，可予激素治疗。

（3）其他疗法：如患者尿蛋白较多或尿红细胞较多持续不缓解，可行肾穿刺明确病情。如肾功能重度损伤，可行连续性肾脏替代治疗（CRRT）。

5. 中医辨证治疗与康复

（1）肺脾气虚

临床表现：咳嗽痰白，面色苍白或萎黄，神疲懒言，纳少，腹胀，颜面或肢体浮肿。泡沫尿，大便溏薄，舌质淡，舌体胖大边有齿痕，苔薄白，脉虚。

推荐方药：六君子汤（《医学正传》）加减。党参、黄芪、白术、茯苓、山药、陈皮、半夏、神曲、芡实、莲子、车前草等，水煎服。

中成药：玉屏风散。

健康食品：黄精、山药、参芪丸。

非药物疗法：

针刺治疗：取穴肺俞、脾俞、丰隆、足三里。

操作：毫针刺，平补平泻法，并灸，隔日一次，留针30分钟。

推荐药膳：

①药膳：四君蒸鸭（《百病饮食自疗》）。嫩鸭 1 只，党参 30g，白术 15g，茯苓 20g，调料适量。制法：活鸭宰杀，洗净，去除嘴、足，入沸水中滚一遍捞起，把鸭翅盘向背部；党参、白术、茯苓切片，装入双层纱布袋内，放入鸭腹；将鸭子置蒸碗内，加入姜、葱、绍酒、鲜汤各适量，用湿绵纸封住碗口，上屉武火蒸约 3 小时；去纸并取出鸭腹内药包、葱、姜。加精盐、味精，饮汤食肉。

②代茶饮：黄芪 9g，白术 6g，防风 6g，开水冲泡 10～15 分钟，代茶饮用。

（2）气阴两虚

临床表现：气短乏力，盗汗、自汗，腰膝酸软，手足心热，口干，神疲，尿短、尿赤，大便干，舌淡或淡红，苔少偏干，脉细数。

推荐方药：清心莲子饮（《太平惠民和剂局方》）加减。麦冬、黄芩、地骨皮、甘草、莲肉、茯苓、黄芪、人参、小蓟、仙鹤草、白茅根、龟板等，水煎服。

中成药：肾炎康复片、滋阴补肾片。

健康食品：西洋参含片、黄精、山药。

非药物疗法：

针刺治疗：取穴肾俞、膀胱俞、血海、三阴交、关元、命门。

操作：毫针刺，补泻兼施，隔日 1 次，留针 30 分钟。

推荐药膳：

①药膳：鳖鱼补肾汤（《补药和补品》）。鳖鱼 1 只，枸杞子 30g，怀山药 30g，女贞子 15g，熟地黄 15g。制法：将鳖鱼去肠杂及头、爪，洗净，与诸药共煮至肉熟，弃药调味，食肉饮汤。

②代茶饮：生脉饮。人参 10g，麦冬 15g，五味子 10g。水煎取汁，不拘时温服。

（3）脾肾两虚，脉络瘀阻

临床表现：倦怠乏力，气短懒言，食少纳呆，腰酸膝软，尿频，夜尿清长或少尿、无尿，舌质暗苔薄，脉细涩。

推荐方药：参芪地黄汤（《杂病源流犀烛》）加减。人参、黄芪、熟地黄、山茱萸、山药、牡丹皮、茯苓、黄精、杜仲、川芎、当归、金蝉花等，水煎服。

中成药：百令胶囊、肾衰宁、尿毒清。

健康食品：肾宝片、玛卡、枸杞子。

非药物疗法：

针刺治疗：取穴肾俞、命门、足三里、三阴交。

操作：毫针刺，平补平泻法，并灸，隔日一次，留针 30 分钟。

推荐药膳：

①药膳：雀儿药粥（《太平圣惠方》）。雀儿 10 枚（使用鸽子 1 只代替），菟丝子 30g，覆盆子 30g，五味子 30g，枸杞子 30g，粳米 60g，酒 60mL。制法：菟丝子酒浸 3 日，晒干，捣为末；将覆盆子、五味子、枸杞子捣为末；将鸽子剥去皮毛及内脏，剁碎；鸽肉以酒炒，入水 3 大盏，次入米煮粥，欲熟，下药末，搅转，入五味调匀，更煮熟，空腹食之。

②代茶饮：人参 5g，枸杞子 15g，桑椹 10g，生地黄 10g。水煮 10~15 分钟，不拘时温服。

参考文献

［1］周加军，余永武，张凌.2019 冠状病毒病相关肾损伤研究进展

[J]. 中南大学学报（医学版），2020，45（10）：1241－1246.

　[2] 徐雨薇，卢国元. 冠状病毒与肾脏损伤的研究进展 [J]. 实用临床医药志，2021，25（14）：128－132.

　[3] 中华医学会肾脏病学分会专家组. 新型冠状病毒感染合并急性肾损伤诊治专家共识 [J]. 中华肾脏病杂志，2020，36（3）：242－246.

　[4] 谢梦洲，朱天民. 中医药膳学 [M]. 北京：中国中医药出版社，2016.

（邓跃毅、李交）

（九）慢性腹泻

1. 诊断标准　慢性腹泻是针对症状的描述，如大便次数增多、大便稀薄、大便不成形、水样便及大便中有脓和血等及腹泻时间大于 4 周。如果符合其发病时间和腹泻的症状后，还需要明腹泻的病因。由于胃肠、肝胆胰及全身诸多疾病都可导致腹泻，可从年龄、性别、起病方式、病程、腹泻次数及粪便特点、腹泻与腹痛的关系、伴随症状和体征、缓解与加重因素等方面收集临床资料，初步判断腹泻病因在小肠抑或结肠。如小肠性腹泻大便常常量多，多为稀便，味臭，且伴随脐周部位疼痛；而结肠性腹泻大便量少，肉眼可见脓、血，有黏液，常伴随下腹部或左下腹疼痛。此外还可以结合便常规、便培养、钡剂灌肠、肠道内镜、腹部 B 超及 CT 来明确诊断。

2. 发病特点　慢性腹泻（chronic diarrhea）是消化系统常见的症状，指排便次数明显超过平时习惯（＞3 次/天），粪质稀薄，含水量增加（＞85%），大便可伴有黏液、脓血或未消化的食物，病程＞4 周。慢性腹泻可由多种疾病引起，包括功能性疾病和器质性疾病。在慢性腹泻的病因中，功能性疾病较为常见，主要包括腹泻型肠易激综合征

（irritable bowel syndrome with diarrhea，IBS-D）和功能性腹泻。

3. 康复原则　恢复初期，如果出现营养不良的症状，要在医生的指导下调养脾胃至少一周时间，还要注意清淡饮食，可给予米粥以养护胃气。恢复中期，从单纯治疗转向综合康复，避风寒、注意保暖，忌生冷油腻、肥甘厚味，保持积极乐观的心态，勿悲恐忧伤，适当锻炼身体，提高免疫力。恢复后期，以调养为主，针对患者体质适量服用一些药膳及健康食品。如虚寒体质的患者，可予姜汤饮之，以振奋脾阳、调和胃气；脾胃素虚的患者可食用药食同源的食疗方以健脾补气，如将山药、薏苡仁、莲子、扁豆、芡实、大枣等熬粥，日常服用以调理脾胃。

4. 西医治疗

（1）治疗原则：主要针对病因治疗，如感染性腹泻需根据病原体进行治疗；乳糖不耐受症和乳糜泻需分别剔除食物中的乳糖或麦胶类成分；高渗性腹泻应停食高渗的食物或药物；胆盐重吸收障碍引起的腹泻可用考来烯胺吸附胆汁酸而止泻；治疗胆汁酸缺乏所致的脂肪泻，可用中链脂肪代替日常食用的长链脂肪；慢性胰腺炎可补充胰酶等消化酶；过敏或药物相关性腹泻应避免接触过敏原和停用有关药物；炎症性肠病可选用氨基水杨酸制剂、糖皮质激素及免疫抑制剂；消化道肿瘤可手术切除或化疗，生长抑素及其类似物可用于类癌综合征及胃肠胰神经内分泌肿瘤。

（2）药物治疗

1）纠正腹泻所引起的水、电解质紊乱和酸碱平衡失调。

2）对严重营养不良者，应给予营养支持，谷氨酰胺是体内氨基酸池中含量最多的氨基酸。它虽为非必需氨基酸，但它是生长迅速的肠黏膜细胞所特需的氨基酸，与肠黏膜免疫功能蛋白质合成有关。因此，对弥漫性肠黏膜受损者，谷氨酰胺是黏膜修复的重要营养物质，在补充氨基酸时应注意补充谷氨酰胺。

3）严重的非感染性腹泻可用止泻药，如双八面体蒙脱石散、碱式碳酸铋、药用炭等可通过保护胃黏膜达到止泻效果；地芬诺酯、洛哌丁胺等可通过减少肠蠕动达到止泻效果；消旋卡多曲、生长抑素等可通过抑制肠道过度分泌以达到止泻目的。注意：止泻药是针对症状的治疗，一般在空腹时服用为宜，并需注意不要长期使用，过量服用易导致便秘。

（3）其他疗法：慢性腹泻患者常伴有肠道微生态失衡，益生菌有助于重建肠道微生态平衡，恢复肠道天然屏障保护作用，改善腹泻症状。常见的肠道微生物制剂：乳酸杆菌、双歧杆菌、粪链球菌、非致病性大肠杆菌、粪杆菌和枯草杆菌、地衣芽孢杆菌等。注意：免疫力低下、早产儿、短肠综合征、中心静脉导管置入患者、心瓣膜疾病患者均应慎用肠道微生物制剂。另外患病期间应严格注意饮食护理。通常来说，病因不明的慢性腹泻患者推荐半流质饮食，避免进食刺激性或不耐受食物。

5. 中医辨证治疗与康复

（1）湿热泄泻

临床表现：腹痛即泻，泻下急迫，泻而不爽，粪色黄褐而黏臭，烦热口渴，小便短赤，肛门灼热，舌质红，苔黄腻，脉滑数或濡数。

推荐方药：葛根黄芩黄连汤（《伤寒论》）加减。葛根、黄芩、黄连、炙甘草等，水煎服。

中成药：复方金钱草颗粒、猪胆粉、加味香连丸。

健康食品：绿豆、鲜芦根、鲜白茅根粉、白头翁素。

非药物疗法：

①针刺治疗：选穴天枢、足三里、阴陵泉、曲池、委中，针刺多用泻法。

②灸法治疗：可灸天枢、足三里、阴陵泉、丰隆。

推荐药膳：

①药膳：车前叶粥（《圣济总录》）。鲜车前叶 30g，葱白 15g，淡豆豉 12g，粳米 50g，盐、味精、香油、姜末、陈醋各适量。制法：车前草及葱白切碎与淡豆豉同入煲中，加入水 500mL，煎煮 30 分钟后倒出药液并用 2 层纱布滤过、药渣弃去。粳米洗净放入锅中，加入车前草药液及适量水，先武火烧沸再改用文火慢慢熬煮。粥成后，调入盐、味精、香油、姜末、陈醋，即可食用。

②代茶饮：黄芩 5g，山楂 10g，陈皮 5g，荷叶 5g。煮水或沸水浸泡，代茶饮用。

（2）肝气乘脾

临床表现：肠鸣攻痛，腹痛即泻，泻后痛缓，每因抑郁恼怒或情绪紧张而诱发，患者平素多有胸胁胀闷，嗳气食少，矢气频作，舌苔薄白或薄腻，脉细弦。

推荐方药：痛泻要方（《丹溪心法》）加减。白术、白芍、陈皮、防风等，水煎服。

中成药：舒肝解郁胶囊、柴胡舒肝丸、健脾养胃颗粒。

健康食品：山药、白扁豆、玫瑰、佛手、茯苓饼。

非药物疗法：

①针刺治疗：选穴肝俞、内关、太冲、期门、膻中、中脘，针刺泻法或平补平泻。

②灸法治疗：选用肝俞、内关、太冲、期门、中脘等穴，艾灸

熏熨。

③推拿点穴：沿肝胆经的循行进行按摩，以有酸胀感为宜。

推荐药膳：

①药膳：茴香粥（《寿世青编》）。小茴香 10~15g，粳米 30~60g。制法：小茴香煎汁，入粳米煮粥；或小茴香细末 3g 调入粳米粥中。

②代茶饮：罗汉果 2g，陈皮 6g，绿萼梅 3g，太子参 6g。煮水或沸水浸泡，代茶饮用。

（3）脾气虚弱

临床表现：大便无力，时溏时泻，反复发作，稍有饮食不慎，大便次数即增多，兼见水谷不化，纳差，呕恶，脘腹痞满不舒，咳嗽气短，倦怠乏力，面色少华，肢倦乏力，舌淡胖，苔白腻，脉细弱。

推荐方药：参苓白术散（《太平惠民和剂局方》）加减。人参、茯苓、炒白术、山药、炒白扁豆、莲子、炒薏苡仁、砂仁、桔梗、甘草等，水煎服。

中成药：参苓白术丸。

健康食品：白术、茯苓、莲子、灵芝孢子粉制剂。

非药物疗法：

①针刺治疗：选穴大椎、肺俞（双侧）、膈俞（双侧）、足三里（双侧）、孔最（双侧）等，针刺补法。每次 15~30 分钟，每日 1 次。

②灸法治疗：灸大椎、肺俞、膈俞、足三里、气海、关元等穴。

推荐药膳：

①药膳：补虚正气粥（《圣济总录》）。炙黄芪 30g，党参 15g，粳米 100g。制法：将黄芪、党参切成薄片，用冷水浸泡半小时后，水煎 2 次，去渣，取药液，同粳米加水适量煮成粥。

②代茶饮：黄芪 9g，党参 6g，陈皮 3g。煮水或沸水浸泡，代茶饮用。

（4）寒湿泄泻

临床表现：泻下清稀，甚至如水样，腹痛肠鸣，脘闷食少，或兼有恶寒发热，鼻塞头痛，肢体酸痛，苔薄白或白腻，脉濡缓。

推荐方药：藿香正气散（《太平惠民和剂局方》）加减。藿香、白芷、紫苏、大腹皮、茯苓、白术、半夏曲、陈皮、姜厚朴、桔梗、甘草等，水煎服。

中成药：香连丸、香砂六君子丸。

健康食品：芡实、砂仁、白术，以及含双歧杆菌、丁酸梭菌等肠道微生态调节剂。

非药物疗法：

①针刺治疗：选穴天枢、足三里、上巨虚、下脘、大横、气海，针刺泻法，每日 1~2 次。

②灸法治疗：灸法可选天枢、足三里、建里、中脘、关元等穴。

推荐药膳：

①药膳：苏子粥（《本草纲目》）。粳米 50g，薏苡仁 30g，苏子 15g，荷叶 6g，红砂糖 20g。制法：将苏子水煎，去渣取药汁，荷叶剪块，与粳米、薏苡仁同放锅中，煮成粥后下苏子汁、红糖调服。

②代茶饮：干金橘 5g，白蔻仁 3g（后下），苏叶 6g，藿香叶 6g，陈皮 9g，煨草果 6g。煮水或沸水浸泡，代茶饮用。

（5）脾肾阳虚

临床表现：黎明之前脐腹作痛，肠鸣即泻，泻下完谷，泻后即安，小腹冷痛，形寒肢冷，腰膝酸软，舌淡苔白，脉细弱。

推荐方药：四神丸（《证治准绳》）加减。肉豆蔻、补骨脂、五味子、吴茱萸、生姜、大枣等，水煎服。

中成药：右归丸、附子理中丸。

健康食品：桂圆、肉桂、肉豆蔻、龟鹿二仙胶（膏）。

非药物疗法：

①针刺治疗：选穴脾俞、中脘、章门、天枢、足三里，肾虚者加命门、关元，针用补法。

②灸法治疗：可灸中脘、天枢、足三里、命门、关元。

③推拿点穴：选用百会、命门、肾俞、长强、下脘、气海、关元等穴。

推荐药膳：

①药膳：山药芡实粥（《寿世保元》）。山药50g，芡实50g，粳米50g，香油、食盐各适量。制法：将山药去皮切块，芡实打碎。两者与粳米同入锅中，加水适量煮粥，待粥熟后加香油、食盐调味即成。

②代茶饮：黄芪10g，党参10g，太子参9g，枸杞子10g，蜂蜜适量。煮水或沸水浸泡，代茶饮用。

参考文献

[1] 陈灏珠，林果为，王吉耀. 实用内科学 [M].14 版. 北京：人民卫生出版社，2013.

[2] 中华医学会，中华医学会杂志社，中华医学会消化病学分会，等. 慢性腹泻基层诊疗指南（2019 年）[J]. 中华全科医师杂志，2020，19（11）：973－982.

（姚树坤、杨志云、闫慧文、郑雯、解宇晴）

（十）脂肪性肝病

1. 诊断标准 脂肪性肝病根据有无长期过量饮酒的病因，又分为非酒精性脂肪性肝病和酒精性脂肪性肝病。非酒精性脂肪性肝病的临床诊断标准：凡具备下列第 1～5 项和第 6 或第 7 项中任何一项者即可诊断：①有易患因素：肥胖、2 型糖尿病、高脂血症等。②无饮酒史或饮酒折合酒精量男性每周＜140g，女性每周＜70g。③除外病毒性肝炎、药物性肝病、全胃肠外营养、肝豆状核变性和自身免疫性肝病等可导致脂肪肝的特定疾病。④除原发疾病的临床表现外，可有乏力、肝区隐痛、肝脾大等症状及体征。⑤血清转氨酶或 γ－GT、转铁蛋白升高。⑥符合脂肪性肝病的影像学诊断标准。⑦肝组织学改变符合脂肪性肝病的病理学诊断标准。对于酒精性脂肪性肝病，饮酒史是其诊断的必备依据，应详细询问患者饮酒的种类、每日摄入量、持续饮酒时间和饮酒方式等。目前酒精摄入的安全阈值尚有争议。我国现有的酒精性肝病诊断标准：长期饮酒史（＞5 年），折合酒精量男性≥40g/d，女性≥20g/d；或两周内有大量饮酒史，折合酒精量＞80g/d。酒精量换算公式：酒精量（g）＝饮酒量（mL）×酒精含量（％）×0.8。

2. 发病特点 轻度的脂肪肝，没有炎症，没有肝硬化，危害不大，但在持续不断的炎症反应下，则可能发展为肝衰竭、肝硬化甚至导致肝癌。当疾病发展到肝硬化时，可影响大脑的功能，导致肝性脑病。严重的脂肪性肝病甚至会影响整个肝脏的代谢功能，对血管和心脏造成损伤，引发多脏器病变，同时还可出现高脂血症、糖尿病等。脂肪性肝病，症状隐匿，常无明显特征，易被忽视，患者可有类似于功能性胃肠病表现如腹胀、嗳气、腹泻、肠鸣、便秘、矢气等症状，容易被误诊，常伴有眼睛干涩、口干口苦、乏力、右上腹不适和肝区隐痛或两胁胀痛等表现。病情加重时也可出现黄疸、食欲不振等消化道症状。脂肪性肝病诊断主要依据影像学检查（CT、超声等），必要时进行病理学检查（如肝穿刺活检）和实验室酶学检测等（如血清转氨酶、胆红素和 γ - 谷氨酰转肽酶水平升高，常以 ALT 升高为主）。

脂肪性肝病的病因与饮食失节、情志失调、跌仆损伤、外感湿热、劳欲久病等因素有关。肝位居于胁下，其经脉循行两胁，胆附于肝，与肝互为表里，其脉亦循于两胁，因此该病主要责之于肝胆。肝为刚脏，主疏泄，性喜条达；主藏血，体阴而用阳。若情志不舒，饮食不节，久病耗伤，劳倦过度，或外感湿热等病因，累及于肝胆，导致气滞、血瘀、湿热蕴结，肝胆疏泄不利，或肝阴不足，络脉失养，即可引起胁痛。疫病因为感受疫戾之气，病位在肺，恢复期以虚证为主要病机，证素包括气虚、阴虚、痰瘀、阳虚、脾虚等。疫病感染恢复期及脂肪肝均以"瘀"与"虚"多见。

3. 康复原则 恢复初期，如出现肝功能异常应积极保肝治疗，阻止脂肪性肝病的进展和加重。恢复中期，从单纯治疗转向综合康复，注意规律作息，饮食宜清淡，切忌饮酒或嗜食辛辣肥甘，保持情绪稳定，树立积极乐观的心态，同时劳逸适度，锻炼身体，提高身体免疫力。恢复后期，以调养为主，可适量服用一些药膳及健康食品。日常生活中，多种中药材具有药食同源的特点，恢复期的脂肪肝患者可选择性食用具有低脂、高纤维等类型的中药食材，如绞股蓝、红曲、薏苡仁、山楂；如伴有肥胖、便秘的患者可以适当饮用牛蒡子茶，可促进肠道运动，助通便；同时也可多饮用枸杞子水，枸杞子主要成分甜菜碱可抑制脂肪在肝细胞内沉积，有利于肝细胞修复与再生，促进肝细胞新生。还可预防中毒性肝损伤、降低转氨酶和胆碱酯酶水平。

4. 西医治疗

（1）治疗原则：针对病因治疗，根据病因采取措施。如长期大量饮酒者应戒酒。营养过剩、肥胖者应严格控制饮食，使体能恢复正常。有脂肪肝的糖尿病患者应积极有效地控制血糖。营养不良性脂肪肝患者应适当增加营养，特别是蛋白质和维生素的摄入。调整饮食是脂肪肝治疗的重要一环。对肥胖性脂肪肝患者来说，要控制总热量，多吃粗粮、蔬菜，少吃油腻、煎炸及动物性食品。三餐分配做到"早吃饱、午吃好、晚吃少"，不吃夜宵零食和甜食。多饮茶水，少喝果汁和含糖饮料，戒酒。

（2）药物治疗：到目前为止，西药尚无防治脂肪肝的有效药物，以中药长期调理性治疗较好。西药常选用保护肝细胞、降脂药物及抗氧化剂等，如维生素 B、C、E 及卵磷脂、熊去氧胆酸、水飞蓟素、肌苷、辅酶 A、还原型谷胱甘肽、牛磺酸、肉毒碱乳清酸盐、肝泰乐等。单纯性脂肪肝患者经饮食运动等基础治疗后半年无明显改善，可在医生指导下选用减肥药或二甲双胍辅助减肥。有转氨酶升高的患者可选择多烯磷脂酰胆碱、维生素 E 等药物，阻止肝内炎症和纤维化，降低肝硬化患病的概率。有高脂血症的脂肪肝患者要根据高脂血症的类型、程度及发生动脉硬化性心脑血管病变的概率，酌情使用降脂药。

（3）其他疗法

1）健康食品的使用

①多种维生素软胶囊：日常可以使用维生素 C 及 B 族维生素、维生素 K 和叶酸等。

②养肝片：有很好的降脂护肝作用，还能够修复受损的肝细胞，恢

复肝功能，可以长期服用。

③葵花护肝片：降脂保肝，改善肝功能，有效促进肝细胞脂质代谢。

④卵磷脂软胶囊：卵磷脂作为一种功能性的健康食品，主要成分胆碱是人体每天所必需的营养素，卵磷脂具有乳化分解油脂的作用，可增进血液循环、改善血清质，对动脉硬化、血脂高有一定效果，防治脂肪肝、肝硬化功效显著。

2）运动锻炼：充足的运动可有效减少多余脂肪、改善胰岛素抵抗、减少肝内脂肪沉积。建议患者选择中等强度的有氧运动，包括跑步、骑自行车、游泳、健美操、跳舞等。运动强度不能过小，每周坚持中等强度的有氧运动时间150分钟以上。尽可能做到"能坐不躺，能站不坐，能走不站，能快不慢"。

5. 中医辨证治疗与康复

（1）肝胆湿热

临床表现：胁肋胀痛，口苦口黏，胸闷纳呆，恶心呕吐，小便黄赤，大便不爽，或兼有身热恶寒，身目发黄，舌红，苔黄腻，脉弦滑数。

推荐方药：龙胆泻肝汤（《医方集解》）加减。龙胆、黄芩、栀子、泽泻、木通、车前子、生地黄、柴胡等，水煎服。

中成药：龙胆泻肝丸、茵栀黄颗粒。

健康食品：多维元素片、玉米须。

非药物疗法：

①针刺治疗：取胆俞、期门、日月、阴陵泉、内庭、太冲等穴，针刺泻法，留针15~20分钟，每日1次。

②灸法治疗：艾灸可灸神阙，每次 15 分钟，每日 1~2 次。

推荐药膳：

①药膳：栀子仁粥（《太平圣惠方》）。栀子仁 100g，粳米 100g，冰糖少许。制法：将栀子仁洗净晒干、研成细粉备用。粳米放入瓦煲内加水煮粥至八成熟时，取栀子仁粉 10g 调入粥内继续熬煮，待粥熟，调入冰糖，煮至溶化即成。每日二次，温热服食。

②代茶饮：茵陈 10g，大枣 3 枚。煮水或沸水浸泡，代茶饮用。

（2）瘀血阻络

临床表现：胁肋刺痛，痛有定处，痛处拒按，入夜尤甚，胁肋下或见有癥块，舌质紫暗，脉沉涩。

推荐方药：血府逐瘀汤（《医林改错》）加减。当归、生地黄、桃仁、红花、川芎、赤芍、牛膝、柴胡、桔梗、枳壳等，水煎服。

中成药：血府逐瘀丸、大黄䗪虫胶囊。

健康食品：沙棘、西红花、龙心口服液、银杏叶茶。

非药物疗法：针刺治疗：主穴取膈俞、血海，头风配风池、百会、率谷，胁痛配期门、太冲，痿证配夹脊穴、足三里、悬钟，针刺泻法，可点刺放血或刺络拔罐。

推荐药膳：

①药膳：桃仁粥（《太平圣惠方》）。桃仁 21 枚（去皮尖），生地黄 30g，桂心 3g（研末），粳米 100g（细研），生姜 3g。制法：先将生地黄、桃仁、生姜 3 味加米酒 180mL 共研，绞取汁备用。另以粳米煮粥，再下桃仁等汁，熟后放入桂心末。

②代茶饮：陈皮、红花各 6g，红枣 3 枚。煮水或沸水浸泡，代茶饮用。

（3）肝郁气滞

临床表现：胁肋胀痛，走窜不定，甚则引及胸背肩臂。多见于中青年患者，女性多见，常伴有睡眠障碍、焦虑抑郁等。疼痛每因情志变化而增减，胸闷腹胀，嗳气频作，得嗳气而胀痛稍舒，善太息，纳少口苦，舌苔薄白，脉弦。

推荐方药：柴胡疏肝散（《景岳全书》）加减。柴胡、枳壳、香附、陈皮、白芍、川芎、甘草等，水煎服。

中成药：柴胡舒肝丸、舒肝解郁胶囊。

健康食品：香橼、橘皮。

非药物疗法：针刺治疗：选穴公孙直刺0.5～1寸，章门斜刺0.5～1寸，支沟直刺0.5～1寸，阳陵泉直刺1.5～2寸，针刺泻法，隔日1次，7次为1疗程。

推荐药膳：

①药膳：五香酒料（《清太医院配方》）。砂仁、丁香、檀香、青皮、薄荷、藿香、甘松、山奈、官桂、大茴香、白芷、甘草、菊花各12g，红曲、木香、细辛各1.8g，干姜1.2g，小茴香1.5g，烧酒1kg。制法：上药以绢袋盛好，入烧酒中浸泡，10日后可用。每日早晚各饮1次，一次饮20～30mL，忌食生冷、油腻等物。

②代茶饮：佛手柑15g，白糖适量。取佛手柑洗净、切碎，与白糖一起放入杯中，煮水或沸水浸泡，代茶饮用。

（4）肝肾阴虚

临床表现：胁肋隐痛，遇劳加重，伴见口干咽燥，心中烦热，两目干涩，腰膝酸软，悠悠不休，头晕目眩，舌红少苔，脉细弦而数。

推荐方药：一贯煎（《柳州医话》）加减。生地黄、枸杞子、沙参、麦冬、当归、白芍、川楝子、延胡索、甘草等，水煎服。

中成药：六味地黄丸。

健康食品：枸杞子、桑椹、黑芝麻等。

非药物疗法：

①针刺治疗：选穴大椎、关元、气海、足三里、三阴交等，针刺补法。

②灸法治疗：可艾灸关元、气海。

推荐药膳：

①药膳：生地黄鸡（《肘后备急方》）。生地黄250g，乌雌鸡1只，饴糖150g。制法：鸡宰杀去净毛，洗净，去内脏备用；将生地黄洗净，切片，入饴糖，调拌后塞入鸡腹内。将鸡腹部朝下置于锅内，上笼旺火蒸2~3小时，待其熟烂后，食肉，饮汁。

②代茶饮：桑椹、枸杞子各8g。煮水或沸水浸泡，代茶饮用。

参考文献

[1] 赵文霞，许二平，王宪波，等．非酒精性脂肪性肝炎中医诊疗指南［J］.中西医结合肝病杂志，2022，32（11）：1059－1062.

[2] 中华医学会肝脏病学分会脂肪肝和酒精性肝病学组．酒精性肝病诊断标准［J］.中华肝脏病杂志，2003（2）：9.

[3] 郑新，常泰．CT在脂肪肝定量诊断中的应用［J］.医学影像学杂志，2009，19（6）：699－702.

[4] 潘丰满，杨钦河，沈英森．脂肪肝中医病因病机特点探讨［J］.陕西中医，2004（9）：823－825.

（姚树坤、杨志云、朴晴、吴愿、蔡雪）

五、恢复期康复医学指导

（一）传统功法康复

1. 传统功法概述　疫病感染者恢复期往往因感受疫疠邪气，致使精气耗伤、气血亏虚、经络瘀阻、脏腑失和，常表现为精神倦怠、气短乏力、周身疼痛、情志不畅等症状。康复学视域下，疫病感染者恢复期会留有躯体功能、心肺功能、心理功能等相关方面的问题。传统功法可看作是我国特色的传统运动疗法，是我国古代劳动人民在长期与衰老及疾病作斗争的实践过程中，逐渐认识、创造和总结的自我身心锻炼方法。它是以肢体活动为主，并与意识、呼吸、自我按摩密切结合，以保养身心、防治疾病和改善功能为目的的医疗康复方法。传统功法注重"身、息、心"三调合一，可改善患者的躯体功能、心肺功能和心理状态，从而提高其生活质量，对疫病感染者恢复期康复大有裨益。传统功法形式多样，如八段锦、六字诀、八卦掌养生十一式、易筋经等。

2. 传统功法推荐——八段锦　八段锦动作特点为柔和缓慢、圆活连贯；松紧结合、动静相兼；神与形合、气寓其中。八段锦包括：两手托天理三焦、左右开弓似射雕、调理脾胃须单举、五劳七伤往后瞧、摇头摆尾去心火、两手攀足固肾腰、攒拳怒目增气力、背后七颠百病消。习练八段锦可柔筋健骨、养气壮力、行气活血、调理脏腑。单次练习时间 10~15 分钟，建议每天 1~3 次，根据个人具体情况调整当天运动方式及总量，亦可针对自身情况，强化单式练习。

3. 传统功法推荐——六字诀　六字诀是以呼吸吐纳为主的传统功法，包括"嘘、呵、呼、呬、吹、嘻"六字。嘘字功平肝气，呵字功补心气，呼字功培脾气，呬字功补肺气，吹字功补肾气，嘻字功理三焦气。习练时，每个字诀采用腹式呼吸方式，并深、细、匀、长地吐字发音。同时配合意念和肢体导引，以达到通瘀导滞、散毒解结、调整虚实、健康身心的功效。单次练习时间 10~15 分钟，建议每天 1~3 次，根据个人具体情况调整当天运动方式及总量。亦可针对自身情况，强化单式练习。

4. 传统功法推荐——八卦掌养生十一式　八卦掌养生十一式动作简单易学，适合无传统功法经验者习练。该功法包括：伸开铁扁担、推倒万重山、怀中来抱月、双手举上天、推开门两扇、就地把石搬、海底捞明月、双手托上天、左右向后看、垂手把原还、甩手颤三颤。功法可反复习练 3 遍、6 遍、9 遍或更多，单次练习时间 10~15 分钟，建议每天 1~3 次，根据个人具体情况调整当天运动方式及总量。

5. 传统功法推荐——简易版易筋经　易筋经是一种内外兼修的传统功法，强调动静结合，具有疏通经络、运行气血、防病健身之效。简易版易筋经源于古少林版易筋经，共凝练为十式动作，包括手六经式、足六经式、任脉式、督脉式、直立如松式、带脉式一、带脉式二、倒运河车式、灵猫拱脊式、昂头吊尾式。功法练习每次 10~15 分钟，每日 1~3 次，根据个人具体情况调整当天运动方式及总量。亦可针对自身情况，强化单式练习。

6. 禁忌证

（1）如出现以下情况之一，不建议开展传统功法练习：①静态心

率 >100 次/分；②血压 <90/60mmHg 或 >160/110mmHg 或血压波动超过基线 20mmHg，并伴有明显头晕、头痛等不适症状；③静息状态下，血氧饱和度≤93%；④呼吸急促，呼吸频率≥30 次/分；⑤合并其他不适合运动的疾病或症状。

（2）传统功法练习终止情况：①出现明显疲劳、疼痛，休息后不缓解；②出现胸闷、胸痛、呼吸困难、剧烈咳嗽、头晕、头痛、视物不清、心悸、大汗、站立不稳等；③心率 <40 次/分，或 >130 次/分；④呼吸频率 >30 次/分，或 <5 次/分。

7. 注意事项

（1）传统功法习练前后注意事项：①习练前半小时不宜进行剧烈的体育活动；②习练前宜做好准备活动，以利气血运行；③过劳、过饥、过饱者，不宜习练；④习练时，宜保持情绪稳定；⑤习练时，宜选择整洁、舒适的环境；⑥习练完毕后，宜认真做好整理工作；⑦习练后不可冷水洗浴，如有汗出，宜毛巾擦干；⑧功法强度以活动中可以简单对话不中断，习练后没有明显的疲劳感，尤其是第 2 天没有疲劳感为宜。

（2）高龄者注意事项：高龄者常伴有多种基础疾病，体质较差，对传统功法的耐受能力较差，习练前应进行综合评估，习练应从小剂量开始，循序渐进，避免出现运动损伤及其他严重并发症。

（3）重症恢复期注意事项：重症恢复期患者早期习练过程中建议血氧饱和度需要维持在 95% 以上，习练过程中主观感觉轻松，呼吸不是非常的困难，如若继续功法习练，仍然呼吸不困难。

参考文献

［1］刘天君，章文春. 中医气功学［M］. 北京：中国中医药出版

社，2021.

　　[2] 陈立典 . 传统康复方法学 [M]. 北京：人民卫生出版社，2020.

　　[3] 国家卫生健康委办公厅，国家中医药局综合司 . 关于印发新型冠状病毒感染诊疗方案（试行第十版）的通知 [EB/OL]. （2023 - 01 - 05）[2023 - 01 - 15].

　　[4] 黑龙江省中医药管理局 . 黑龙江省新型冠状病毒感染的肺炎中医药防治方案（第二版）[EB/OL]. （2020 - 02 - 02）[2020 - 01 - 15].

　　[5] 邱丕相 . 中国传统体育养生学 [M]. 北京：人民卫生出版社，2007.

（唐强、李保龙）

（二）针灸推拿康复

1. 针灸推拿疗法概述　针灸推拿防治疫病历史悠久，疗效显著，其防治思想和治疗手段均值得借鉴和应用。针灸推拿防治疫病感染在退热、后期调理及治未病等方面具有独特的优势。临床可运用西药、中药、针灸、穴位按摩等分期辨证论治，进行多手段、中西医结合综合治疗疫病感染。尤其在恢复期，中医针灸推拿治疗优势显著，具有疏通经络、通畅气血、排除毒邪等多种作用。

针灸推拿作为炎性疾病的治疗手段之一，目前已被广泛应用于多个炎性疾病的临床指南中。针灸推拿治疗疫病感染，不仅能有效控制肺部感染情况，促进胸腔积液吸收，还能极大地改善发热、呼吸急促和胸闷等肺系临床症状。由于针灸推拿防治疾病的有效性和广泛性，在面对疫病感染者恢复期诸多并发症时，针灸推拿能有效改善相关症状，缓解痛苦，提高患者生活质量。

2. 针刺治疗

（1）治法：补益肺脾，温阳化湿。

（2）主穴：百会、宁神或于氏头针额区、肺俞、中府、气海、足三里、阴陵泉、神阙。

（3）配穴

1）肺脾气虚证配尺泽、太渊、太白、脾俞。

2）气阴两虚证配复溜、内关、太溪、膏肓。

3）肝肾阴虚证配三阴交、太溪、肝俞、肾俞。

4）肾阳亏虚证配肾俞、关元、命门。

5）痰湿阻肺证配丰隆、中脘。

6）四肢无力者配关元、气海、肾俞、阳陵泉。

7）食欲不振者配中脘、天枢。

8）腹泻者配天枢、大肠俞、上巨虚。

9）气短、气促、憋闷者配膻中、内关、孔最、太渊。

10）心悸、心慌者配神门、内关、心俞、厥阴俞。

11）咳嗽、咳痰者配孔最、定喘、膏肓、丰隆。

12）头晕者配风池、头维。

13）胸痛者配膈俞、内关。

14）发热者配大椎、少商。

15）烦躁、抑郁、焦虑、失眠者配神门、内关。

（4）操作：严格消毒后，使用一次性针灸针快速刺入，行针得气后运用相应补泻手法操作各穴位，留针5～10分钟后再行补泻手法，每穴操作1分钟，如此方法操作3次。于氏头针额区采用丛刺，即在此区域刺3~5针，肺俞、中府采用捻转补法，神阙用灸法，足三里、三阴交、气海用补法，阴陵泉用平补平泻，或加用灸法；大椎、少商点刺出血，大椎点刺出血后可加拔罐。配穴按补虚泻实法操作。百会或于氏头针额区可用电针，选用疏密波，强度以患者可以耐受、自觉麻胀、无疼痛不适感为度。每日针灸一次，每次30分钟。

（5）注意事项：针刺胸部、背部穴位应注意针刺角度、深度，规范操作避免造成气胸。太渊针刺时应推开动脉针刺。

3. 灸法治疗

（1）病后久咳

1）雀啄灸：选取肺俞、太渊、膏肓、三阴交操作。

2）温针灸：选取肺俞、孔最、定喘、膏肓操作。

3）温灸器灸：置于双侧肺俞穴处操作。

4）隔姜灸：选取膻中、中府、气海、神阙、肺俞、定喘、膏肓、肾俞操作。

5）穴位贴敷：选取肺俞、中府、定喘、膻中、肾俞操作。

（2）心悸

1）雀啄灸：选取心俞、厥阴俞、内关、神门操作。

2）温针灸：选取心俞、厥阴俞、内关操作。

3）温灸器灸：置于双侧心俞穴处操作。

4）穴位贴敷：选取心俞、厥阴俞、内关、神门操作。

（3）失眠

1）雀啄灸：选取宁神、印堂、神门、内关、照海操作。

2）穴位贴敷：选取宁神、印堂、神门、内关、照海操作。

（4）咽痛：灸法，选取合谷、列缺、照海、肺俞等穴操作。

（5）气短乏力：隔物灸，选取中脘、建里、神阙、关元、气海等穴操作。

（6）食欲不振

1）雀啄灸：选取足三里、中脘、天枢、建里、梁门等穴操作。

2）温针灸：选取足三里、中脘、天枢、建里、梁门等穴操作。

3）温灸器灸：置于中脘及双侧梁门穴处操作。

4）隔物灸：选取足三里、中脘、天枢、建里、梁门等穴操作。

（7）腹泻

1）雀啄灸：选取神阙、天枢、大肠俞、上巨虚、阴陵泉等穴操作。

2）温针灸：选取神阙、天枢、大肠俞、上巨虚、阴陵泉等穴操作。

3）温灸器灸：置于神阙及双侧天枢穴处操作。

4）隔物灸：选取神阙、天枢、上巨虚等穴操作。

5）穴位贴敷：选取神阙、天枢、上巨虚等穴操作。

（8）身体疼痛：隔物灸，在督脉及背俞穴上操作。

（9）灸法注意事项：①施灸时，应注意安全，防止艾绒脱落，烧损皮肤或衣物；②凡实证、热证及阴虚发热者，一般不宜用灸法；③颜面五官和大血管的部位不宜施瘢痕灸；④孕妇的腹部和腰骶部不宜施灸。

（10）灸后处理：施灸后，局部皮肤出现微红灼热，属正常现象，无须处理，很快即可自行消失。如因施灸过量，时间过长，局部出现小水疱，只要注意不擦破，可任其自然吸收。如水疱较大，可用消毒毫针刺破水疱，放出水液，或用注射器抽出水液，再涂以龙胆紫，并以纱布包裹。如行化脓灸者，灸疮化脓期间，要注意适当休息，保持局部清洁，防止污染，可用敷料保护灸疮，待其自然愈合。如因护理不当并发感染，灸疮脓液呈黄绿色或有渗血现象者，可用消炎药膏或玉红膏涂敷。

4. 推拿治疗

（1）病后久咳：肺经拍法，穴位按揉法。

（2）心悸：心经推法，印堂、神门、内关、通里等穴位按揉法。

（3）失眠：额部抹法，宁神、印堂、神门、内关、照海等穴位按揉法。

（4）咽痛：合谷、足三里、肺俞、孔最等穴位按揉法。

（5）气短乏力：中脘、建里、神阙、关元、气海等穴位按揉法，四肢拿法、滚法。

（6）食欲不振：足三里、中脘、天枢、建里、梁门等穴位按揉法，上腹部掌摩法。

（7）腹泻：神阙、天枢、大肠俞、上巨虚、阴陵泉等穴位按揉法，腹部一指禅推法，腹部掌摩法。

（8）身体疼痛：四肢拿法、滚法。

（9）小儿发热：推荐推拿处方：推攒竹（开天门）50～100次、推坎宫50～100次、揉太阳50～100次、揉耳后高骨50次、清肺经100～300次、推三关100～300次、退六腑100～300次。

（10）小儿咳嗽：推荐推拿处方：清肺平肝100～300次、揉肺俞100～300次、降肺法1～2分钟、肃肺法3～5次、按缺盆50～100次、咳穴催咳并抱肚3～5次。

（11）小儿厌食：推荐推拿处方：补脾经1～2分钟、点揉足三里1～2分钟、捏脊3～6遍、掐揉四横纹5次、运板门10次、运内八卦1～2分钟、清胃经1～2分钟、清大肠1～2分钟。

（12）小儿泄泻：推荐推拿处方：补脾经 300～500 次、补大肠经 5～10 分钟、顺时针摩腹 5～10 分钟、揉脐 5～10 分钟、推三关 100～300 次、推上七节骨 100～300 次、揉龟尾 100～300 次、捏脊 3～5 遍。

（13）小儿健脾胃法：推荐推拿处方：补脾经 3～5 分钟、清胃经 1 分钟、顺时针和逆时针摩腹各 2 分钟、运内八卦 1～3 分钟、揉足三里 2～3 分钟、捏脊 3～6 遍、掐四横纹 3～5 遍、抱肚法 3～5 次。

（14）小儿强肺卫法：推荐推拿处方：清补肺经（根据体质确定清、补比例）3～5 分钟、补脾经 1～3 分钟、揉外劳宫 1 分钟、推上三关 3 分钟、肃肺 3～9 遍、开璇玑 1～3 遍、擦头颈之交令热、顺经拍上肢肺经循行部位（潮红为度）、抱肚法 3～5 次。

（15）推拿治疗禁忌证：①开放性的软组织损伤；②某些感染性的运动器官病证，如骨结核、丹毒、骨髓炎、化脓性关节炎等；③某些急性传染病，如肝炎、肺结核等；④各种出血病，如便血、尿血、外伤性出血等；⑤皮肤病变的局部，如烫伤与溃疡性皮炎的局部；⑥肿瘤、骨折早期、截瘫初期；⑦孕妇的腰骶部、臀部、腹部；⑧女性的经期不宜用或慎用推拿；⑨年老体弱、久病体虚、过度疲劳、过饥过饱、醉酒之后、严重心脏病及病情危重者禁用或慎用推拿。

参考文献

［1］李仪丙，彭茂菌，吴帮启，等．针刺在新型冠状病毒肺炎防治中的应用［J］．上海针灸杂志，2022，41（12）：1228－1233.

［2］任继刚，廖伯年，申治富，等．针灸在新型冠状病毒肺炎疫

情防控中的研究进展［J］.中国民间疗法，2022，30（16）：107－109.

［3］周彦吉，刘长信，张佳佳，等.基于针灸防治疫病及新型冠状病毒肺炎的分析［J］.西部中医药，2022，35（8）：6－10.

［4］张佳星.张伯礼、刘保延谈针灸治疗纳入最新"新冠诊疗方案"［N］.科技日报，2022－03－18（001）.

［5］郭雨怡，王福民，滕雨可，等.新冠肺炎疫情防治背景下针灸治疗肺系疾病的选穴规律分析［J］.世界科学技术－中医药现代化，2020，22（10）：3485－3492.

［6］王艳国，孙武权，詹强.儿童新型冠状病毒肺炎小儿推拿干预专家共识（第一版）［J］.天津中医药，2020，37（10）：1114－1118.

［7］井夫杰，杨永刚.推拿治疗学［M］.北京：中国中医药出版社，2021.

［8］高树中，冀来喜.针灸治疗学［M］.北京：中国中医药出版社，2021.

［9］国家卫生健康委办公厅，国家中医药局综合司.关于印发新型冠状病毒感染诊疗方案（试行第十版）的通知［EB/OL］.（2023－01－05）［2023－01－15］.

（张立、唐祎周）

（三）运动康复

疫病感染后会出现肌肉酸痛、乏力、呼吸困难、低氧血症等症状，感染以后有些患者心肌细胞也会造成损伤和死亡，导致心肌损害，在运动过程中出现气短、呼吸困难、胸闷或胸痛、心悸、极度乏力等症状，因此在感染之后对于运动计划要谨慎、科学安排，建议在专业医生指导下开展运动康复。

1. 热身活动

（1）运动准备：运动是良药，但是不适合的运动也会导致运动损伤，甚至危及生命，因此运动之前的准备是很重要的内容。运动前需要健康筛查和运动能力评估，健康筛查主要包括：个体当前的体力活动水平，是否具有规律的运动习惯，是否具有心血管疾病、代谢或肾脏疾病及其症状和体征及预期的运动强度，如果没有规律的运动习惯，还有相关的疾病及症状，或者是重度感染之后，都需要医疗检查完以后，从低强度的运动开始，循序渐进增加运动强度。

运动前评估主要包括：血压、心率、血糖、血脂及其他血液化学成分，心肺功能动态评估等，还有核心肌群力量、关节活动范围、平衡、肌力等运动能力评估。如果血压高于160/110mmHg，则不能进行运动，需要静卧休息；运动中出现心慌、心跳急剧加快、胸闷等不舒服的感觉，则要停止运动，并到医院进行检查；有家族性糖尿病病史的，则要在运动之前检测血糖，看是否有问题，如果有低血糖，则要停止运动，给予高糖食物提高血糖；血脂及其他化学成分异常的则要进行医学干预；心肺功能动态评估则要在动态运动中观察肺活量，动脉氧分压、最大摄氧量、最大心率、乳酸阈值等，根据评估结果设定运动强度。在排除完运动疾病之后，则要避免运动损伤，核心肌群力量可以避免在运动过程中出现损伤，还会提高运动表现，因此核心肌群是运动的基础；平衡能力、肌力与关节活动范围是否达到正常运动项目需求，也是需要评估的，在运动之前需要相关的体育、医学人员检查。

在运动之前环境、衣服的选择很重要，要穿便于运动的服装，包括适合步行或跑步的鞋等。避免剧烈运动，避免感受风寒，注意保暖，并保证水的摄入量。

（2）动态牵伸：热身活动主要包括慢跑与快走，还有动态牵伸等。动态牵伸是采用与专项技术动作相似的动作，通过肢体的运动增加关节活动幅度，并且提高心血管和呼吸系统功能，提高神经中枢和肌肉的兴奋性，从而使训练人员适应训练强度。进行动态牵伸时需要每个动作在原地或给定的距离内重复5～10次，在重复中逐渐增大关节活动幅度，并且体会肌肉积极性收缩的感觉，达到身体微微汗出为佳。

2. 训练活动

（1）呼吸训练：呼吸运动是一种有氧运动，它综合了身体和精神两方面，理论上是基于呼吸系统的动态反应。人的呼吸是一个不断受到自主神经控制的协同过程，也可以随意控制，体现在各种呼吸模式中。早期主要应用腹式呼吸训练治疗呼吸系统等疾病，迄今呼吸训练已被广泛应用于治疗和预防呼吸系统疾病和肌肉骨骼系统疾病中，如哮喘和下背痛，用来改善肺功能、减轻背痛和提高生活质量，另外呼吸练习对生活质量、过度换气症状和肺功能有积极影响。无论是单独的运动锻炼，还是将其作为康复训练计划的一部分，均可以改善与呼吸系统疾病相关的运动耐力下降、肌肉无力、生活质量下降等问题。

（2）平衡训练：平衡训练主要是指机体在平衡状态改变时，重新恢复原有平衡或建立新平衡的过程，训练过程中首先恢复患者保持静态平衡的能力，即能独自保持坐或站立，这个过程需要肌肉持续的静态收缩；静态平衡能力恢复之后，再练习动态平衡，当患者保持静态平衡之后，给予各个方向或者不同部位的干扰，从而使其失去平衡的状态，并再次找到平衡的状态。

（3）有氧训练：有氧训练以安全有效的运动增进身体功能并提高活动能力为目标，它是通过连续不断和反复多次的活动，在固定的时间内，以适当的速度和强度，完成一定的运动量，在训练过程中心率逐步提高到规定的最高和最低的安全心跳范围内。

（4）抗阻训练：抗阻训练是增加肌力的主要方法，阻力可以来自本身的体重，或者是外加的阻力，例如哑铃、壶铃、弹力带等。肌力增加可以降低日常生活中的难度，有效管理、缓解、预防慢性疾病，其需要适度疲劳，并且需要适宜的运动频率，进而达到提高肌肉力量的目的，即超量恢复原则。

3. 整理活动　在训练之后，进行小到中等强度的有氧运动和肌肉耐力训练，还有静态牵伸或者自我按摩等，主要目的是使机体从剧烈运动状态逐渐恢复到平衡状态，使运动者血压、心率逐渐恢复到正常水平，避免突然停止运动导致全身各系统异常，也有助于缓解疲劳，避免肌肉酸痛，一般为 5～10 分钟。

4. 适应证与禁忌证　运动训练主要适用于疫病恢复期，病情稳定的患者都可以进行运动训练。发热、血压过高，伴有急性疾病，出血性疾病及心、肝、肺、肾功能不全是运动的禁忌证。

5. 注意事项　对于病情稳定的个体都可以给予运动训练，但是需要循序渐进，逐渐加量，因人而异；不同的个体运动能力不一样，病情恢复不一样，因此需要在运动之前进行评估，根据情况选择适合的运动项目、运动强度、运动频率、持续时间，并且在训练中进行动态调整，从而保证训练的安全与有效。运动前做好准备活动，病情比较严重的患者一定要在医学监测下进行训练，运动时出现心慌、心悸、胸闷、晕厥、恶心呕吐、痉挛抽搐等，应立即停止运动，对于低血糖患者需要检测血糖。运动后做好整理活动，不应立即坐、卧、站，以免引起晕厥等不良反应。对于伴有不同疾病的患者，也要根据疾病特点及服用的药物进行调整。

参考文献

潘华山，王艳. 运动医学［M］. 北京：中国中医药出版社，2017.

（王艳、裴飞）

六、恢复期生活起居指导

疫病恢复期，由于多数人具有不同程度的气阴两虚、毒损肺络、肾气虚、肾阳虚、痰浊阻滞等病机变化，建议静养半个月或更长时间，恢复脏腑功能、改善气血亏虚。疾病初愈，食欲增加、气力逐渐恢复，此时要防止"食复""劳复"。

（一）休息静养，恢复气血

1. 原则　疫病患者恢复期尽管各项生理指标趋于正常，还有可能留有神疲乏力、眩晕、心悸气短、失眠多梦、食少纳呆等气血亏虚的症状。患者瘥后防复期间要注重休息静养，恢复气血，提振精气神。恢复期的静养不能完全等同于卧床少动，长期卧床会造成肌肉系统、骨关节系统、循环系统、呼吸系统、消化系统、泌尿系统、神经系统、内分泌系统及代谢障碍等问题。恢复期休养要做到动中有静，静中有动。中医学认为久卧伤气、久坐伤肉、久视伤血、久行伤筋、久立伤骨。因此，恢复期静养要把握两大原则，一是养宜适度；二是养勿过偏。恢复期要"食饮有节，起居有常，不妄作劳"，要保证科学的营养与睡眠，合理规律的生活作息，劳逸结合的体力活动。同时，还要注重情志调摄，以免七情过极而伤人。休息静养，恢复气血，提振精气神不仅要注意饮食、起居、劳作、情志，还要因时、因地、因人制宜，要注重生活起居环境对人体的影响，营造良好的生活环境。同时，休息静养期间要遵循自然规律，顺应四时变化。

2. 方法

（1）食饮有节：疫病患者恢复期的饮食结构不能单一，要注重合理搭配，全面膳食。休息静养期间宜食物多样，谷类为主；保证蔬菜、水果和薯类的摄入；保证优质蛋白的摄入，如奶类、豆类、适量鱼、禽、蛋、瘦肉；饮食量与体力活动相适应，保持适宜体重；荤素粗细搭配，少盐少脂，饮水充足；寒热适宜，注重饮食规律和卫生。

（2）起居有常：建立良好的作息习惯，一方面要顺应四时阴阳变化；另一方面要符合人体生物钟规律。结合自身身体状况、生活环境、工作情况等因素，制定规律且合理的作息制度并坚持执行。采用合理的睡眠方法和措施，如有助于睡眠的服饰、卧具、睡姿、音乐、冥想等，保证睡眠质量。忌睡前忧虑、恼怒、进食；忌睡卧言语、对灯光；忌睡时张口、夜卧覆首；忌卧处当风及热源。

（3）劳逸结合：保持劳逸协调可适度采用劳、逸穿插交替进行；或劳、逸互相包含，劳中有逸、逸中有劳等方法。体力活动要轻重相宜，量力而行，注重自我调节和主动休息，使精力、体力、心理、卫生等得到充分恢复和发展。有工作者要注重交叉工作，即脑力劳动要与体力活动、体育锻炼相结合。家务劳动有序开展，杂而不乱，既锻炼身体，又放松心情。休息和保养要注重多样化，静式休息主要以睡眠为主，动式休息主要以休闲娱乐为主。体育锻炼要循序渐进，运动强度以微微汗出，运动后感到轻松、舒适、食欲及睡眠均好为度。日常休养还可配合保健导引，如叩齿、漱醴泉、摩面、运目、鸣天鼓、握固、梳头、捋发等。

（4）调畅情志：首先要消除因疾病带来的精神压力，树立战胜疾病的信心，去除不良情绪产生的根源。对已产生的不良情绪，采取科学的、适宜的办法进行疏解开导，可配合耳穴、艾灸、推拿、药膳、药茶、音乐、导引等方法放松身心，缓解焦虑。静养期间要保持愉快的心境，培养良好的品格。

（5）审慎房事：疾病初愈，气血亏虚，若行房事，会使精、津、气、血更加亏损不足，不仅不利于恢复健康，还可能导致"劳复"，甚至危及生命。一般来说，凡患病之人，无论病情轻重，均应暂停房事，尤其是热病、新病、重病者。

（6）环境因素：适宜休养的自然环境应有洁净而充足的水源、新鲜的空气、充沛的阳光、良好的植被及幽静秀丽的景观等。居住环境要注重环境绿化、做好环境卫生、保证环境舒适，避免潮湿阴暗、异臭异味、噪音污染、光污染、空气污染等。

参考文献

［1］章文春．中医养生康复学［M］．北京：中国中医药出版社，2021.

［2］马烈光，章德林．中医养生学［M］．北京：中国中医药出版社，2021.

（唐强、李保龙）

（二）合理饮食，药膳食疗

疫病患者康复出院后，或居家患者恢复期应继续实施营养支持治疗，以维护营养状况，降低复发风险，改善生活质量。其主要原则如下。

（1）对可进食普通饮食的患者，应遵循《中国居民膳食指南（2022 版)》的基本要求，做到食物多样化，保持良好的饮食习惯，安排每日三餐或少量多餐，定时定量规律进食。

（2）食物应细软，易于咀嚼、吞咽和消化，避免油炸、肥腻、甜食及辛辣刺激等食物和调味品。

（3）给予适宜的能量，尽量达到并维持健康体重，保持合理的体脂和腰围；保持适量身体活动；避免体重出现过快和过大的波动。

（4）保证充足的蛋白质摄入。婴幼儿保证奶量，儿童、成人及孕产妇应适当增加富含优质蛋白质的食物，优选鱼、禽、蛋、瘦肉、奶类、大豆及其制品等。必要时可辅助服用蛋白质补充剂。尽量避免肥肉、烟熏和腌制等加工肉、动物油等摄入。

（5）保证充足的新鲜蔬菜和水果摄入。做到每餐有蔬菜，多选择深色蔬菜；做到每日有水果，避免用果汁饮料代替鲜果或者鲜榨果汁。

（6）保证足量饮水，每日1500～2000mL。少量多次规律饮水。尽量选择白开水或淡茶水，不喝或少喝含糖饮料。避免饮酒。

（7）对食欲较差、进食不足的患者及老年患者，出院后可继续口服特殊医学用途配方食品或肠内营养制剂，进行营养补充。

（8）感染后常继发菌群失调，特别是合并细菌感染采用抗生素治疗后，因此，在保持合理饮食基础上，应注意补充益生菌，改善肠道微生态环境。

（9）应常规监测营养状况和代谢指标，包括体重、人体成分、握力、肌肉状况、血尿常规、电解质、肝肾功能、血脂和血糖等。建议在临床营养科门诊进行常规随诊。

（于康）

（三）辨析体质，综合调理

疾病的发生以正气为主导，而体质与正气密切相关，正气的盛衰取决于体质的强弱，因此体质是疾病发生的重要内在因素，即便是在疾病的恢复期，体质辨析依旧十分重要。中医基本体质类型主要分为气虚质、阳虚质、痰湿质、阴虚质、湿热质、气郁质、血瘀质、特禀质、平和质九种。根据疫病恢复期的症状特点来进行体质辨析并提供相应的调养措施，对疾病的恢复大有裨益。

疫病具有起病较急、来势迅猛，传变较快、变化多端，以及季节性、地域性不明显等的致病特点。体质是指与自然、社会和环境相适应的形态，生理和心理机制上相对稳定的固有特性与状态。所谓正气存内，邪不可干；邪之所凑，其气必虚。说明体质的不同预示了人对疫病的易感性、耐受性、病程的转归及预后不同。

气虚质、阳虚质、痰湿质、阴虚质为疫病患者的主要易感中医体质类型。寒湿疫对于气虚质和阳虚质的人群来讲，此类人群可能更容易感染，感染后更容易转化为重症、更不易康复。痰湿质肥胖者对寒湿疫的易感性较强。痰湿之人，脾胃失于健运，水液代谢失司，痰湿凝聚于内，湿热疫疠之邪引动内湿，内外合邪，故而发病。阴虚则内有热，内热则易引动外邪，内外因相引而发病。阴虚质者精、血、津液不足，易受燥邪入侵。因此阴虚质的易感次数高于平和质的易感次数。在感染疫病的恢复期，应当根据自身体质的偏颇情况，辨证选择适合的膳食，纠正体质的偏颇，增强体质，扶助正气，避免重复感染。反复疫病的患者易感体质以湿热质为主，这是因为湿热体质易受湿邪，因湿热之人本身内湿、内热较常人盛，然又外感湿热疫疠之邪，内外合邪故易发病。因其在恢复期易出现痰、瘀之邪兼夹，故在用药上可适当加大祛湿、清热药物的用量及使用周期，需做到"邪气尽除"。此类患者具有转阴时间长、治疗周期长等特点，则在治疗中需给予其足够的耐心。

1. 气虚体质

（1）特征表现：乏力，气短，声低，易汗，舌边有齿痕，易感冒，迁延难愈。恢复期易出现体力活动后或较长时间说话后气短乏力加重，胸闷心慌，味觉减退，嗅觉减退，食少，脘胀，便溏，肢困，甚至面浮足肿。

（2）恢复期指导策略

起居调护：起居如常，睡眠充足。避风寒，预防感冒。

情志调节：心情豁达，不宜过度劳神，预防焦虑抑郁。

运动指导：运动应缓和，不宜剧烈。可选择比较柔和的传统健身项目，如八段锦。

健康食品：食用黄豆、白扁豆、鸡肉、香菇、大枣、桂圆、蜂蜜等益气健脾食物，少食空心菜、生萝卜等伤气食物。常用的补气类药食有人参、黄芪、怀山药、莲子、大枣、茯苓、大米、小麦、鸡内金、动物胃肚、禽畜肉类等。

非药物疗法：选择关元、气海、足三里等穴位进行按摩或艾灸。

推荐药膳：

①药膳：a. 黄芪蒸鸡（《随园食单》）：嫩母鸡 1 只，清汤 500mL，黄芪、食盐、黄酒、葱、生姜、胡椒粉适量，慢炖。b. 人参猪肚（《良药佳馐》）：猪肚 1 具，人参、甜杏仁、茯苓、红枣、陈皮、糯米、花椒、姜、独头蒜、葱、调料适量，蒸熟。

②代茶饮：黄精 5g，山药 5g，大枣 3 枚（掰开），煮水 20 分钟，代茶饮用。或选用黄精大枣复合代用茶，煮水或沸水浸泡，代茶饮用。

2. 阳虚体质

（1）特征表现：身体怕冷，时感手脚发凉，胃脘或腰膝怕冷，吃凉食物后胃部不适，大便稀溏，小便色清量多，喜静，内向，易感倾向。恢复期易出现腰酸，尿频，或咳嗽，咳白稀痰，痰中夹有泡沫，喘息，气短，稍有活动则症状明显加重，伴有畏寒、怕冷、形寒肢冷、小便清长、大便偏溏。

（2）恢复期指导策略

起居调护：起居保暖，多行日照。

情志调节：心态阳光，积极向上。

运动指导：运动避风寒，宜在阳光充足的环境下适当进行柔和的运动，日光浴、空气浴是较好的强身壮阳之法。

健康食品：食羊肉、韭菜、生姜、葱头、花椒等温阳之品，少食梨、西瓜、荸荠等生冷寒凉食物，少饮绿茶。补阳药食主要有肉桂、杜仲、枸杞子、猪腰、狗鞭、鹿鞭、狗肉、羊肉等。

非药物疗法：选择肾俞、气海、关元、足三里、涌泉等进行按摩，尤其适合艾灸。

推荐药膳：

①药膳：a. 巴戟牛膝酒（《备急千金要方》）：白酒 1500mL、巴戟天、怀牛膝适量，密封泡酒 20～30 天后，每日早、晚各服 15～30mL。b. 补骨脂胡桃煎：胡桃肉、补骨脂、蜂蜜，研粉捣泥和匀，收贮瓶内，每服 10g，黄酒调服，不善饮者开水调服。每日二次。

②代茶饮：覆盆子 5g，肉苁蓉 5g，韭菜籽 5g，煮水 20 分钟，代茶饮用。或选用干姜小茴香复合代用茶，煮水或沸水浸泡，代茶饮用。

3. 痰湿体质

（1）特征表现：体形肥胖，腹部肥满松软，易出汗，肢体困重，面部油腻，口有黏感或甜腻感，咳嗽痰多，舌苔厚腻，性格温和。恢复期易出现纳食不香，口中黏淡无味，或咳声重浊，痰多，痰黏腻或稠厚成块，色白或带灰色，胸闷气憋，痰出则咳缓、憋闷减轻。常伴体倦，脘痞，腹胀，时有便溏。

（2）恢复期指导策略

起居调护：起居忌潮湿，宜干燥。避免受寒淋雨，衣着透气散湿。

情志调节：心态积极放松。

运动指导：多户外活动，常晒太阳或日光浴，坚持运动，尤其建议有氧运动，如散步、慢跑、游泳等。

健康食品：饮食应以清淡为主，可多食海带、冬瓜等，少食肥肉及甜、黏、油腻的食物。常用药食如茯苓、薏苡仁、冬瓜、鲤鱼等。

非药物疗法：选择丰隆、三阴交、足三里等穴位按摩或刮痧。

推荐药膳：

①药膳：a. 茯苓粥（《仁斋直指方论》）：粳米 50g，茯苓适量，煮粥。b. 薏苡仁粥（《本草纲目》）：粳米 60g，薏苡仁、食盐、味精、香油适量，煮粥。

②代茶饮：草果 5g，薏苡仁 5g，白豆蔻 5g，煮水 20 分钟，代茶饮用。或选用茯苓薏苡仁复合代用茶，煮水或沸水浸泡，代茶饮用。

4. 阴虚体质

（1）特征表现：体形瘦长，五心（双手，双脚，心胸）烦热，面颊潮红，眼睛干涩，口干咽痛，干咳少痰，皮肤干燥，多欲饮水，性情急躁，外向好动，舌红苔少。恢复期易出现声音嘶哑，干咳或咳嗽有痰，皮肤干燥，咽干口燥，午后潮热，心悸，手足心热，腰酸耳鸣，尿少便结，入睡难，多梦易醒，醒后难以再睡。

（2）恢复期指导策略

起居调护：起居忌熬夜。节制房事。

情志调节：心态要淡泊。

运动指导：运动勿大汗，不宜洗桑拿、泡温泉。多练习腹式呼吸。

健康食品：食宜滋阴，吃瘦猪肉、绿豆、冬瓜等甘凉滋润之品，少食温燥、辛辣、香浓的食物，如羊肉、韭菜、茴香、辣椒、葱、蒜、酒、咖啡、浓茶及荔枝、龙眼等。常用药食如枸杞子、龟肉、海参、鸭肉等。

非药物疗法：选择太溪、三阴交等穴按摩。

推荐药膳：

①药膳：a. 清蒸人参元鱼（《滋补保健药膳食谱》）：活元鱼1只（约750g），清汤750mL，鸡翅250g，人参、火腿、食用油、冬笋、香菇、黄酒、调料适量，蒸熟。b. 生地黄鸡（《肘后备急方》）：乌雌鸡1只，生地黄、饴糖适量，蒸熟。

②代茶饮：枸杞子5g，山茱萸5g，桑椹5g，煮水20分钟，代茶饮用。或选用葛根玉竹复合代用茶，煮水或沸水浸泡，代茶饮用。

5. 湿热体质

（1）特征表现：面垢油光，易粉刺瘙痒，口苦口臭，大便黏滞不爽，小便热感，尿黄，女性带下色黄，男性阴囊潮湿多汗。恢复期易出现咳嗽有黄痰，胸胁胀满，身热，口干而黏或烦热口渴，小便短赤，肛门灼热，腹痛即泻，泻下急迫，粪色黄褐而黏臭。

（2）恢复期指导策略

起居调护：起居避暑湿，居住宜通风，注意个人卫生。

情志调节：舒缓情绪，陶冶情操，沉静心智。

运动指导：在恢复较好时宜做强度稍大的运动，如中长跑、游泳、各种球类、武术等。在秋高气爽的季节，选择爬山登高，更有助于祛除湿热，也可做八段锦。

健康食品：饮食清淡，食赤小豆、绿豆、芹菜、黄瓜、莲藕等甘寒甘平食物。忌辛温滋腻的食物，忌火锅、烹炸、烧烤等助热食物。

非药物疗法：选择支沟、阴陵泉等穴位按摩或刮痧。

推荐药膳：

①药膳：a. 瓜蒌饼（《黄帝素问宣明论方》）：面粉 1000g，瓜蒌瓤、白砂糖适量，拌馅制饼。b. 川贝秋梨膏（《中华临床药膳食疗学》）：秋梨 1000g，款冬花、百合、麦冬、川贝母、冰糖，煎成浓汁，加入蜂蜜。

②代茶饮：玉米须 5g，蒲公英 5g，赤小豆 5g，煮水 30 分钟，代茶饮用。或选用菊苣马齿苋复合代用茶，煮水或沸水浸泡，代茶饮用。

6. 气郁体质

（1）特征表现：两胁部胀痛，胸闷多叹息，咽喉异物感，闷闷不乐，情绪低沉，焦虑不安，多愁善感，易感到害怕或惊吓，易失眠。恢复期易出现精神抑郁、焦虑不安、失眠加重，善太息，胸胁胀满，纳食不香，口干口苦，女子月事不调。

（2）恢复期指导策略

起居调护：起居宜动忌静。

情志调节：心态积极开朗。

运动指导：多户外活动，多参加集体性活动，如跳广场舞，或下棋、打牌等娱乐性活动。

健康食品：多食黄花菜、海带、山楂、玫瑰花等行气、解郁、消食、醒神食物。药食常选橘皮、小茴香、砂仁等。

非药物疗法：选择太冲、合谷、期门等穴位按摩或刮痧。

推荐药膳：

①药膳：柚皮醪糟（《重庆草药》）：柚子皮（去白）、青木香、川芎各等分（适量），醪糟、红糖适量，药食研末后加入煮好的醪糟中，趁热食用，每日二次。

②代茶饮：合欢花 5g，百合 5g，刺五加 5g，大枣 3 枚（掰开），煮水或沸水浸泡，代茶饮用。或选用百合玫瑰花复合代用茶，煮水或沸水浸泡，代茶饮用。

7. 血瘀体质

（1）特征表现：面色晦暗，唇色暗淡，舌下瘀紫，皮肤粗糙，时有皮肤瘀斑。牙龈出血，性情易烦躁。恢复期易出现心悸，胸闷，心痛时作，痛如针刺，唇甲青紫，女性易出现经前或经期小腹胀痛、拒按；经行不畅，经行量少，色暗有块，块下痛减，伴有胸胁、乳房胀痛。

（2）恢复期指导策略

起居调护：起居忌安逸，早睡早起。

情志调节：保持心情舒畅。

运动指导：多锻炼，多采用有益于促进气血运行的运动项目，并持之以恒。如导引、太极拳、八段锦等。

健康食品：食山楂、醋、玫瑰花、金橘等具有活血、散结、行气作用的食物，少食肥肉滋腻之品。常用药食有红花、玫瑰花、当归、丹参、桃仁等。

非药物疗法：选择期门、血海、膈俞等穴位按摩或艾灸。

推荐药膳：

①药膳：a. 三七蒸鸡（《延年益寿妙方》）：母鸡 1500g，三七、葱、姜、料酒、盐适量，蒸熟。b. 丹参烤里脊（《中国药膳大全》）：

猪里脊肉300g，丹参、番茄酱、葱、姜、水发兰片、熟胡萝卜粒、精盐、白糖、绍酒、酱油、醋、花椒、豆油适量，先炸再烤。c. 桃仁粥（《太平圣惠方》）：粳米100g，桃仁、生地黄、桂心、生姜适量，药食加米酒研汁煮粥。

②代茶饮：玫瑰花5g，西红花5g，大枣3枚（掰开），煮水或沸水浸泡，代茶饮用。或选用山楂桃仁复合代用茶，煮水或沸水浸泡，代茶饮用。

8. 特禀体质

（1）特征表现：即一类特殊体质。表现为不感冒时也经常鼻塞、打喷嚏、流鼻涕，易患哮喘。易对药物、食物、气味、花粉、季节过敏，易出现荨麻疹，皮肤一抓就红，易现抓痕。恢复期易诱发荨麻疹、湿疹或哮喘。

（2）恢复期指导策略

起居调护：起居有常，睡眠充足。居室宜通风良好。

情志调节：保持情绪稳定，心情舒畅。

运动指导：适当运动，可练呼吸吐纳法，以培补肾精肾气。宜进行慢跑、散步等户外活动，运动时避风寒，也可选择下棋、瑜伽等室内活动。

健康食品：乌梅、金橘、马齿苋、灵芝。

非药物疗法：选择神阙、足三里等穴位进行按摩或艾灸。

推荐药膳：

①药膳：蓝莓山药泥。将山药洗净去皮，注意处理山药时要戴上手套，因为山药皮和山药的黏液会引起手痒。处理好的山药切小段，放在蒸锅中，隔水蒸熟。取出山药趁热用勺子把山药压成泥，在山药泥中加

147

点盐，再加入一点牛奶，使山药泥更顺滑、更香甜，取蓝莓酱一大勺，加一点水稀释，再加入一勺蜂蜜，搅拌均匀。把山药泥团成山药球，在上面淋上蓝莓酱即可食用。

②代茶饮：北黄芪 5g，黄精 5g，蓝莓 10g，煮水 20 分钟，代茶饮用。或选用黄精益智仁复合代用茶，煮水或沸水浸泡，代茶饮用。

9. 平和体质

（1）特征表现：即正常体质。形体健壮匀称，面色润泽，目光有神，唇色红润，不易疲劳，精力充沛，睡眠、食欲好，大小便正常。

（2）恢复期指导策略：顺应自然，饮食有节，劳逸结合，适度锻炼。

参考文献

［1］付际游，毛晓，姜琳．新冠奥密克戎持续阳性患者的相关调查及体质分析［J］．中国中医急症，2022，31（10）：1802－1803．

［2］何红霞，张丽娟，范恒．新型冠状病毒肺炎患者中医体质研究［J］．中医学报，2020，35（267）：1594－1597．

［3］崔应麟，杜旭召，张志鑫，等．新型冠状病毒肺炎"复阳"患者中医体质类型分析［J］．中华中医药学刊，2022，40（11）：13－15．

［4］高昕，孙文军，高芳，等．基于治未病思想运用中医体质学说探讨预防新型冠状病毒肺炎［J］．西北药学杂志，2022，37（1）：168－171．

［5］王琦．中医体质学［M］．北京：中国中医药出版社，2021．

［6］谢梦洲．中医药膳学［M］．北京：中国中医药出版社，2016．

［7］国家卫生健康委办公厅，国家中医药局综合司．新型冠状病

毒感染诊疗方案（试行第十版）［Z］. 2023 - 01 - 05.

［8］国家中医药管理局中医疫病防治专家委员会. 新冠病毒感染者居家中医药干预指引［Z］. 2022 - 12 - 10.

［9］钟赣生. 中药学［M］. 北京：中国中医药出版社，2016.

［10］马烈光，蒋力生. 中医养生学［M］. 北京：中国中医药出版社，2016.

［11］李灿东. 中医诊断学［M］. 北京：中国中医药出版社，2016.

［12］方泓. 中医饮食养生学［M］. 北京：中国中医药出版社，2020.

［13］张伯礼，吴勉华. 中医内科学［M］. 北京：中国中医药出版社，2017.

［14］周俭. 中医营养学［M］. 北京：中国中医药出版社，2012.

［15］杨波，于纯淼，修国辉. 药食同源与治未病［M］. 北京：中国中医药出版社，2021.

（马振旺、陈宏、李显筑、孙润花）

七、恢复期重点人群健康指导

（一）老年人

1. 关注基础疾病　老年人及伴有严重基础疾病患者疫病感染后重症率、病死率高于一般人群，研究表明 30 岁以上人群中感染死亡率随年龄增长呈对数线性增长。有许多老年人患有多种慢性病，如心脑血管疾病、癌症、糖尿病、慢性呼吸系统疾病、肾病等。此外老年人还容易合并多种疾病，例如老年营养不良、痴呆、老年衰弱、谵妄等。这些老人普遍存在脏腑虚弱、经络不通的病机特点，在感染疫病后，往往会加重基础病情，高龄老人更容易病情恶化为危重症。例如患有慢阻肺合并肌少症的老人感染后出现呼吸肌咳痰乏力、痰黏痰多不易咳出，呼吸急促等容易引起痰液窒息或血氧饱和度下降。患有心脑血管疾病老人感染后液体摄入不足、电解质紊乱、心肾功能不全等易诱发恶性心律失常。而对于基础有老年营养不良、痴呆或衰弱的老人，感染后抗病毒药物、抗生素等多种药物的使用，可能加剧胃纳下降、营养不良、认知功能衰退、谵妄、衰弱等发生和发展。因此，对于疫病感染恢复期的老人应该全面谨慎地做好慢性病和老年综合征管理。

在疫病感染恢复期，老年人慢性病和老年综合征管理原则如下。

（1）密切关注老年慢性疾病的动态变化：尽量保证每天监测血压、

体温、呼吸、心率、血氧饱和度、血糖等。持续 38.5℃ >3 天或（和）咳嗽、气促等、呼吸频率≥30 次/分、静息状态下吸空气时指氧饱和度≤93％，出现上述任何一项，都需要马上就医。

（2）注重合理有效的用药：老年人常患有多种心脑血管疾病、糖尿病等，以往基础疾病用药是保证慢性疾病稳定的关键。切不可因为疫情就医配药通道受限，自行加减药物，反而导致基础疾病在疫病期间明显加剧。而且老人疫病恢复期会有些合并用药，老人需要遵医嘱用药，避免不恰当用药、多重用药等。

比如奈玛特韦与胺碘酮、普罗帕酮、替格瑞洛、利伐沙班、辛伐他汀、多潘立酮、西沙必利等配伍禁忌；对于服用抗血小板药物、抗凝药的老人，避免选用阿司匹林退热，首选对乙酰氨基酚；布洛芬对胃肠道有刺激作用，胃溃疡患者慎用；糖尿病、高血压等患者禁用伪麻黄碱；抑郁症患者慎用酚麻美敏、右美沙芬、伪麻黄碱，避免盲目或不恰当使用抗菌药物。

老人疫病感染恢复期更容易出现长时间的干咳或咳嗽有黏痰、身体倦怠、气短乏力、味觉减退、嗅觉减退、胃纳减退、恶心呕吐等症状，程度轻的可先居家自行对症治疗；若上述症状持续存在，影响日常生活并且带来痛苦体验，请及时就医。

（3）加强日常个人防护：疫病感染恢复期老年人更应该做到保持社交距离、开窗通风、戴口罩、勤洗手、避免人群聚集二次交叉感染等，因增龄所致免疫老化是老年群体容易二次感染的重要因素。

（4）保持良好的睡眠和营养：老年人由于是失眠的高发群体，疫病的恐惧担心情绪，往往会加剧休息睡眠节律的紊乱。因此更需要注意睡眠卫生习惯，保证高质足量的睡眠。保证每日足量均衡膳食，强调优质高蛋白摄入，避免脱水。

（5）保证适度的老年康复运动：疫病感染幸存者研究发现，呼吸道感染后伴随轻度认知障碍。疫病感染与认知功能中执行功能障碍存在相关性，成为患者长期治疗的关键问题。疫病感染恢复期尽早启动认知筛查和认知训练，包括听广播、阅读报刊、玩益智游戏等，避免后续的认知功能下降。体能训练原则是注意劳逸结合、循序渐进。从床上、床旁、室内、室外逐步增加训练强度，可采用居家弹力操带、哑铃、太极拳、八段锦等，避免过度劳累和跌倒等意外伤害。

（6）保持有效的社交联系：每天尽量与亲友互动，疫病恢复期要保持乐观心态，从容应对。

（7）尽早筛查，并启动相应干预：疫病恢复期早期识别谵妄、肌少症、衰弱、老年跌倒、不合理用药、老年认知障碍等，并启动多学科团队联合管理，是避免恢复期老年人功能状态逐渐下降的重要手段。

参考文献

［1］O' Driscoll M, Ribeiro Dos Santos G, Wang L, et al. Age-specific mortality and immunity patterns of SARS-CoV-2 ［J］. Nature. 2021 Feb; 590 (7844): 140 – 145.

［2］中华医学会老年医学分会. 老年医学（病）科临床营养管理指导意见 ［J］. 中华老年医学杂志，2015，34（12）：1388 – 1395.

［3］Anthony Fernández-Castañeda, Peiwen Lu, Anna C Geraghty, et al. Mild respiratory COVID can cause multi-lineage neural cell and myelin dysregulation ［J］. Cell. 2022 Jul 7; 185 (14): 2452 – 2468. e16.

［4］Jacqueline H Becker, Jenny J Lin, Molly Doernberg, et al. Assessment of Cognitive Function in Patients After COVID-19 Infection ［J］. JA-MA Netw Open. 2021 Oct 1；4 （10）：e2130645.

（毛威、陈新宇、陈旭娇）

2. 关注脏腑虚损

（1）老年人群脏腑虚损原因：不论是风寒疫毒、风热疫毒、寒湿疫毒等皆具有"毒性"。临床所见，本次疫毒对人体组织、五脏六腑具有较强的攻击性，南北方疫毒性质又有一定区别，寒性疫毒容易损伤人体阳气，后期容易导致肾阳受损；热性疫毒容易损伤人体阴液，后期容易导致肝肾阴伤。老年人群正气本虚兼罹患多种慢性疾病（如虚劳、肺胀、胸痹、消渴等），无力与外邪抗争，可使体内积生痰湿、水饮等病理产物，在此基础上感染疫毒，感染后肺、心、脾、肾等脏腑的虚损尤须关注，有必要运用中西医结合方法及时干预，防患于未然。

（2）辨证分型

1）肺卫不固

临床表现：自汗，恶风，咳嗽无力，少气懒言，舌淡白或淡红，苔薄白，脉细弱。

推荐方药：玉屏风散（《世医得效方》）加减。黄芪、白术、防风等，水煎服。

中成药：玉屏风颗粒。

健康食品：人参皂苷、参参胶囊、黄精。

2）肺气阴两虚

临床表现：干咳无力，气短而喘，声低或音哑，五心烦热，舌红少苔，脉细无力。

推荐方药：沙参麦冬汤（《温病条辨》）加减。沙参、玉竹、生甘草、冬桑叶、麦冬、生扁豆、天花粉等，水煎服。

中成药：生脉饮、百合固金片。

健康食品：参参胶囊、铁皮枫斗晶。

3）心气阴两虚

临床表现：心悸怔忡，虚烦失眠，神疲健忘，手足心热，大便干结，舌红少苔，脉细数。

推荐方药：天王补心丹（《校注妇人良方》）加减。人参、茯苓、玄参、丹参、桔梗、远志、当归、五味子、麦冬、天冬、柏子仁、酸枣仁（炒）、生地黄等，水煎服。

中成药：黄芪生脉饮、稳心颗粒。

健康食品：铁皮枫斗灵芝浸膏、辅酶 Q_{10}、百合。

4）肺脾两虚

临床表现：咳嗽日久，痰多清稀，食欲不振，神疲乏力，面色萎黄，大便溏烂，舌质淡，苔薄白，脉虚无力。

推荐方药：六君子汤（《医学正传》）加减。人参、茯苓、白术（炒）、陈皮、半夏、甘草等，水煎服。

中成药：参苓白术颗粒、六君子丸。

健康食品：人参黄精膏、黄精、山药。

5）肾阴亏虚

临床表现：盗汗潮热，腰膝酸痛，头晕耳鸣，失眠多梦，五心烦热，咽干颧红，舌红少津无苔，脉细数。

推荐方药：知柏地黄丸（《医宗金鉴》）加减。熟地黄、山茱萸、干山药、泽泻、茯苓、牡丹皮、知母、黄柏等，水煎服。

中成药：六味地黄丸、左归丸、固本延龄丸。

健康食品：龟苓膏、桑椹膏。

6）肾阳亏虚

临床表现：咳嗽痰稀，乏力气短，腰膝酸软，夜尿频多，畏寒肢冷，小便清长或不利，大便偏溏或难解，舌淡胖，苔白或白滑，脉沉迟无力，尺部尤甚。

推荐方药：金匮肾气丸（《金匮要略》）加减。熟地黄、山茱萸、干山药、泽泻、茯苓、牡丹皮、桂枝、制附子等，水煎服。

中成药：无比山药丸、右归丸。

健康食品：肾宝片、灵芝孢子粉、维生素 D。

（3）老年人疫病感染恢复期针灸治疗：脾胃为后天之本，气血生化之源。老年人群本就五脏虚，精气竭，又受疫病疫毒侵袭，体内正气益虚，脾胃受损，难以化生气血充养全身，出现倦怠、嗜卧和乏力等表现。同时脾胃运化功能失常，致痰、饮、瘀等病理产物堆积，进一步影响其他脏腑功能，使疾病虚实夹杂，迁延难愈。因此老年患者在疫病感染恢复期当注重脾胃功能的调理和养护，关注患者胃纳、二便及全身情况，针灸处方以王乐亭"老十针"（《金针王乐亭经验集》）为基础方，调中理气、升清降浊，而后随症加减。

辨证分型：肺卫不固、肺气阴两虚、心气阴两虚、肺脾两虚、肾阴亏虚、肾阳亏虚。

取穴：气海、天枢、中脘、足三里、内关。

肺卫不固加列缺、肺俞；肺气阴两虚加经渠、三阴交；心气阴两虚加神门、三阴交；肺脾两虚加太渊、肺俞、脾俞，痰湿重加丰隆；肾阴亏虚加太溪、照海、肾俞；肾阳亏虚加肾俞、命门（灸）、膏肓（灸）。

操作：俞、募、原穴针刺补法，余穴平补平泻，留针 20 分钟。灸法每次取 1 穴，麦粒灸 7~9 壮。

3. 关注药食结合

（1）药食配合：《素问·五常政大论》："大毒治病，十去其六；常毒治病，十去其七；小毒治病，十去其八；无毒治病，十去其九；谷肉果菜，食养尽之。"感染疫毒后，常有咳嗽、咳痰、自汗、盗汗、心悸、心慌、乏力、纳呆、大便不调、腰酸腰痛、失眠多梦等不适，总属肺、心、脾、肾之不足，老年人群中，脏腑虚损更为多见，尤宜药、食并举，以调和气血阴阳，而尽其功。恢复期选择食物的总体原则是以食物的酸苦甘辛咸、寒热温凉性味之偏，调养人体五脏六腑、四肢百骸之虚实寒热，尤其注重固肺、养心、健脾、培肾。

（2）辨证分型

1）肺卫不固

临床表现：自汗，恶风，咳嗽无力，少气懒言，舌淡白或淡红，苔薄白，脉细弱。

药膳：疫病感染愈后康复粥（朱良春长寿粥）。黄芪15g，白扁豆15g，莲子15g，山药15g，绿豆9g，薏苡仁15g，大枣15g，枸杞子3g，生姜9g，银耳9g，百合9g。制法：莲子清水泡去心洗净，百合、银耳清水泡软洗净，黄芪煎水30分钟，取药液适量放入砂锅，再加入白扁豆、山药、绿豆、薏苡仁、大枣（去核）、生姜。锅中加入适量的水，小火煮至发胀，然后倒入泡好的百合、银耳、莲子，煮至粥略微黏稠时放入枸杞子再煮10分钟左右即可。服法：早、晚均可服食，每周食用1~3次。

代茶饮：黄芪6g，浮小麦9g。煮水或沸水浸泡，代茶饮用。

2）肺气阴两虚

临床表现：干咳无力，气短而喘，声低或音哑，五心烦热，舌红少苔，脉细无力。

药膳：珠玉二宝粥（《医学衷中参西录》）。生山药 60g，生薏苡仁 60g，柿霜 24g。制法：将山药、薏苡仁捣成粗粒，加水煮至烂熟，再将柿霜调入，搅匀即可服食。服法：适量食用。

代茶饮：玉参陈皮饮（《广东省 2022 年冬季疫病高发期中医调养指引》）。玉竹 10g，沙参 10g，麦冬 10g，陈皮 5g。制法：上述原料加入约 250mL 水中，大火煮沸后调至小火，保持药水沸腾，再煮约 10 分钟，去渣取液服用。服法：代茶饮，每周饮用 2～4 天。

3）心气阴两虚

临床表现：心悸怔忡，虚烦失眠，神疲健忘，手足心热，大便干结，舌红少苔，脉细数。

药膳：灵芝养心汤（《浙派中医药膳精要》）。猪心 30g，灵芝 10g，红枣 5 枚，人参 3g，百合 10g，麦冬 10g，桂圆肉 15g，莲子 30g，炒酸枣仁 10g。制法：猪心切丝焯水；酸枣仁、灵芝、麦冬布包，加水约 1.5L；再将莲子、桂圆肉、百合、人参、红枣，与猪心一起放入锅中，大火煮沸，改小火炖 20 分钟，煮至莲子熟烂即可食用。服法：晨起服用 1 碗，隔日 1 剂。

代茶饮：生脉饮。人参 3g，麦冬 6g，五味子 3g。煮水或沸水浸泡，代茶饮用。

4）肺脾两虚

临床表现：咳嗽日久，痰多清稀，食欲不振，神疲乏力，面色萎黄，腹泻便溏，舌质淡，苔薄白，脉虚无力。

药膳：四君蒸鸭（《百病饮食自疗》）。嫩肥鸭 1 只，党参 15g，白术 10g，茯苓 10g，炙甘草 6g，姜 10g，葱 5g，黄酒 15g，盐适量。制法：鸭子洗净，入开水中氽一下捞起。党参、白术、茯苓、甘草洗净切片，装入洁净纱布袋中并扎紧口，将药袋放入鸭腹内。鸭子放大碗中，加入姜、葱、黄酒、鲜汤，用湿绵纸封住碗口，入蒸笼中蒸约 3 小时，至鸭骨松裂时取出。拣出绵纸，取出药袋，将鸭子放至盘内，拣去姜葱，加精盐、味精调味即成。服法：喝汤吃肉，适量食用，隔日 1 剂。

代茶饮：人参 3g，白术 5g，茯苓 5g，甘草 3g。煮水或沸水浸泡，代茶饮用。

5）肾阴亏虚

临床表现：盗汗潮热，腰膝酸痛，头晕耳鸣，失眠多梦，五心烦热，咽干颧红，舌红少津无苔，脉细数。

药膳：a. 法制黑豆（《景岳全书》）。黑豆 500g，山茱萸、茯苓、当归、桑椹、熟地黄、补骨脂、菟丝子、旱莲草、五味子、枸杞子、地骨皮、黑芝麻、食盐各 10g。制法：先将黑豆放入水中泡发备用，另取熟地黄、山茱萸、茯苓、补骨脂、菟丝子、旱莲草、黑芝麻、当归、桑椹、枸杞子、地骨皮共入锅内，加水适量，每煎煮 30 分钟取汁一次，加水再煎，共取四次，合并药汁，加入黑豆和食盐，继续小火煨至液干，取出黑豆晒干，装入瓮罐（或瓶）中贮藏备用。服法：适量嚼服。b. 鳖鱼补肾汤（《补药和补品》）。鳖鱼 1 只，枸杞子 30g，怀山药 30g，女贞子 15g，熟地黄 15g。制法：将鳖鱼去肠杂及头、爪，洗净，与诸药共煮至肉熟，弃药调味。服法：食肉饮汤。

代茶饮：桑椹 6g，枸杞子 6g，制黄精 9g。煮水或沸水浸泡，代茶饮用。

6）肾阳亏虚

临床表现：咳嗽痰稀，乏力气短，腰膝酸软，畏寒肢冷，小便清长或不利，大便偏溏或难解，舌淡胖，苔白或白滑，脉沉迟无力，尺部尤甚。

药膳：黄精羊肉汤（《浙派中医药膳精要》）。羊肉 200g 切块，黄精 20g，肉苁蓉 10g，可佐少量丁香、砂仁、姜、葱以调味，食盐适量。制法：上述材料，加水炖煮成汤即可。服法：喝汤吃肉，适量食用，隔日 1 剂。

代茶饮：菟丝苁蓉饮（《中国药膳大典》）。菟丝子 10g，肉苁蓉 20g，山药 50g，核桃仁 30g，冰糖适量。制法：将菟丝子、肉苁蓉、山药、核桃仁布包入锅，加适量水，煮沸后，转文火煎煮 30 分钟，加适量冰糖调味。服法：代茶饮。

参考文献

[1] 唐碧华，汪锦城，杨燕，等．基于文献的老年人群常见证候分布特征研究［J］．世界科学技术——中医药现代化，2022（2）：771 – 779.

[2] 于会勇，冯淬灵，陈剑明，等．基于文献的老年肺炎常见证候及证候要素分布特点研究［J］．中国中医药信息杂志，2012（12）：24 – 25.

[3] 上海市老年新型冠状病毒感染中医药救治工作专家共识制定专家组．上海市老年新型冠状病毒感染中医药救治工作专家共识（第二版）［J］．中医杂志，2022（12）：1199 – 1200.

[4] 新型冠状病毒感染者恢复期健康管理专家指引（第一版）［R］．北京：北京市卫生健康委员会，2022.

[5] 吴勉华，石岩．中医内科学［M］．北京：中国中医药出版

社，2021.

[6] 李灿东，方朝义. 中医诊断学 [M]. 北京：中国中医药出版社，2021.

[7] 李冀，左铮云. 方剂学 [M]. 北京：中国中医药出版社，2021.

[8] 彭铭泉. 中国药膳大典 [M]. 青岛：青岛出版社，2000.

[9] 谢梦洲，朱天民. 中医药膳学 [M]. 北京：中国中医药出版社，2016.

[10] 杨敏春. 浙派中医药膳精要 [M]. 北京：人民卫生出版社，2022.

（毛威、金肖青、杨敏春、汪涛）

4. 关注运动方案

（1）老年人运动处方：老年人随着年龄的增长，气血渐衰，各方面功能下降。同时，老年人群往往基础疾病较多，即便年龄相仿者对运动引起的反应也会表现出明显的不同。因此，老年人群的运动方案首先要保证安全性，要全面了解老年人机体生理功能的情况及基础疾病和所用药物潜在的急性运动应激反应。安全有效、科学合理地制订运动处方对于老年人的运动方案十分必要。老年人普遍存在功能水平低下、肌力不足等体适能下降的状况。老年人运动处方应该包括有氧运动方案、力量训练运动方案、柔韧性训练运动方案等。老年人在疫病恢复期总的运动原则是循序渐进，防止过劳。

（2）有氧运动方案推荐：疫病恢复期体力尚未完全恢复时，要限制运动强度和时间。有氧运动形式多样，如快走、慢跑、自行车、游泳、球类运动（非竞技形式）、健身操、传统功法等。每周进行≥5天的中等强度体力活动，或每周进行≥3天的较大强度体力活动，或每周进行3~5天中等强度与较大强度相结合的体力活动。中等强度体力活动，每天累计进行 30~60 分钟，且保证每次至少进行 10 分钟，每周共进行 150~300 分钟；或每天至少进行 20~30 分钟，每周共进行 75~100 分钟的较大强度运动；或是相当运动量的中等强度和较大强度相结合的运动。如果老年人由于慢性疾病而不能达到推荐的体力活动水平，可以根据自身的能力和状况安排运动，尽可能做些可以耐受的运动而避免静坐少动状态。

（3）力量训练运动方案推荐：老年人的力量训练不能被忽视，可以采用渐进式负重运动项目、爬楼梯或其他大肌群参与的力量训练。每周进行≥2 天的中等强度力量训练。对于刚开始进行力量训练的老年人群应以低强度开始。

（4）柔韧性训练运动方案推荐：老年人群的柔韧性训练应以拉伸训练为主，尤其静力性拉伸。每周进行≥2 天的拉伸训练，强度以拉伸至感觉到拉紧为宜，每部位每次拉伸保持 10~30s，累计至少 30~60s。

（5）平衡训练运动方案推荐：平衡训练虽然没有纳入常规的运动处方中，但平衡训练有利于提高老年人防跌倒的能力。每周最好进行 2~3 天的平衡训练，如不同难度的站立训练、交叉步、太极拳等。

参考文献

王正珍，徐峻华．运动处方［M］．北京：高等教育出版社，2021．

（唐强、李保龙）

5. 加强心身关怀

（1）居家老人心理健康指导

1）合理管理慢性疾病。坚持服药和监测，保证身体健康。

2）保持稳定的生活状态和良好的生活习惯。起居规律，定时吃饭，定时锻炼，规律睡眠。不要用抽烟、喝酒来缓解情绪。

3）增加老年人对自身状态的理解度。如针对焦虑、担心等负性情绪，学会接纳自己的不良情绪，多与家人交流和沟通，适度宣泄，做自己感兴趣或者能让自己感到高兴的事。

4）保持亲人间密切沟通。亲人、朋友要多与老人聊天，关心老人的心理变化和需求，不在身边的亲人可通过电话、视频聊天等方式保持联系，营造温馨和谐家庭氛围。

5）鼓励老年人养成良好的兴趣爱好。为老年人创造看书、听音乐、书法、绘画、下棋等条件，让老年人做自己喜欢的事，也可参加一些线上课程，培养新的爱好，让老年人生活更丰富。

6）保持良好宜居的居家环境。室内种养老年人喜欢的植物花草，播放老年人喜欢的音乐或电视节目等。

7）及时调节老年人的不良情绪。不良情绪出现时，做深呼吸放松、音乐放松及正念冥想或自己喜欢的活动，以分散注意力，调节情绪。

8）关注并为老年人排解不良情绪。鼓励老年人表达不良情绪并给予认可，接纳情绪存在的合理性，努力为其排解。

9）家人要多陪伴老年人，缓解其孤独感。讲述生活经历，共同回忆美好时光等，对于独居、空巢老人，家人可以通过电话、微信、视频聊天等方式保持经常沟通交流，体现关爱和鼓励。

10）必要时接受专业诊疗。如情绪不稳定或不良情绪持续存在，家人可以通过线上互联网医院或到医院就医等形式为老年人进行治疗。

11）传递正能量，坚定老年人战胜疾病的信心。尽量减少老年人接触自媒体的不良信息，创造接受官方正面信息的条件，使老人建立对疾病的客观认识和战胜疾病的信心。

（2）养老机构年老人心理健康指导：疫病感染后，老年人是弱势群体，在养老院生活的老年人更容易出现恐惧、孤独、焦虑、抑郁等不良情绪。由于亲人不在身边，以上问题表现得更加突出，因此养老院工作人员要密切关注老年人的身体和精神变化，经常与老年人交流，安抚老年人情绪，关注老年人身体，发现问题及时处理。

1）耐心倾听老年人的心声：鼓励住养老年人倾诉自己面对疫情的不良情绪，给予其更多的关心、理解和陪伴。

2）创造温馨的住养环境，开展有助于身心健康的活动：如组织老年人参加身心放松操、音乐治疗等，帮助缓解其紧张焦虑的情绪。

3）与家人保持密切联系：通过电话沟通、视频聊天、微信联系等线上形式，帮助老年人得到家人的关爱。

4）加强老人间的交流沟通：组织友爱帮扶小组，开展互动游戏，互相倾听心声，彼此抚慰心灵，相互帮扶鼓励，以缓解老年人的紧张、焦虑、恐惧等不良情绪。

5）传递正能量，尽量减少负面情绪发生：从正面传导官方媒体权威疫情动态信息，尽量避免各种渠道的疫情信息输入，不轻信和传播自媒体的疫情信息，减少或避免恐慌和盲目的乐观等情绪。

6）提供心理援助热线服务：关注老年人心理健康情况，及时有效地为老年人解决心理问题。

7）关注和积极干预因养老机构封闭管理给老年人带来的负面情绪：老年人不能与家人见面，因此会缺乏安全感，包括对自己和家人身体健康的担心，而诱发焦虑、紧张、恐慌等不良情绪，可以针对具体问题和严重程度采取不同的应对方式，如讲解疫病相关知识，帮助住养老年人对自己的健康状况和所处环境进行客观的评价分析；耐心倾听，呵护陪伴，让老人感觉到温暖体贴，以改善老人的不良情绪；让家人多与老年人视频沟通联系，使其能够及时了解家人的情况，消除对家人身体健康的担忧，并感受到家人的关爱等。

8）组织引导老年人学习心理相关知识：通过学习帮助老年人正确认识焦虑、抑郁、恐惧、压抑等情绪，学会自我管理情绪，有效调节不良情绪。

9）耐心倾听老年人的心声：鼓励老年人说出自己的心理问题，表达理解其由疫病引发的焦虑、紧张、担忧、无助、烦躁、孤单、愤怒等不良情绪。

10）重视和发挥心理评估的作用：可以采用心理评估量表，定期为老人评估，如心理问题严重或持续存在的，应为老年人进行提供接受专业治疗的条件。

参考文献

李静，宋维群. 康复心理学［M］. 北京，人民卫生出版社，2018.

（商晓英、冯浩）

（二）孕妇

1. 孕妇运动指导

（1）疫病感染恢复期孕妇的运动指导基本原则

1）疫病感染恢复期孕妇心肺功能尚在恢复中，仍可能存在肺损伤、心肌细胞变性、坏死，血管内皮脱落、血栓形成等风险。疫病恢复期孕妇运动应当遵循循序渐进原则，从床上活动到轻度室内运动，再到户外运动，同时须注意避免短期内二次感染风险。

2）疫病感染恢复期孕妇适当运动可避免孕期体重过度增长，并减少产科并发症，如妊娠高血压、妊娠期糖尿病等风险。

（2）疫病感染孕妇恢复期的运动选择

1）疫病恢复期孕妇心肺功能尚在恢复中，过度运动可导致心肌炎等风险，恢复运动应结合孕前运动习惯、恢复期症状、孕周等情况个体化展开，逐渐恢复体能。

2）推荐疫病恢复期孕妇根据自身情况进行日常心肺功能康复干预、呼吸功能及八段锦等中医功法锻炼。

A. 呼吸功能锻炼：调整呼吸节奏（吸∶呼＝1∶2）、腹式呼吸训练、缩唇呼吸训练等均可有效改善肺功能。

B. 呼吸导引：通过肢体运动及呼吸吐纳，调息（呼吸）、调心（意念）、调形（身体姿势）相结合的中医肺康复技术，包括松静站立、两田呼吸、调理肺肾、转身侧指、摩运肾堂、养气收功6节。每套时间需30分钟左右，每次1套，每日1次。

C. 八段锦：八段锦中"双手托天理三焦"通过上肢的运动可以带动肋骨上提，胸廓扩张，脊柱伸展，腹部肌肉牵拉，配合呼吸，有助于改善呼吸功能。练习时间10~15分钟，建议每日1~2次，需注意孕中晚期（孕14周后）无流产、早产迹象孕妇缓慢开始进行，不宜进行过度下蹲及马步动作，以孕妇舒适为主。

D. 其他运动：如在床上或协助下室内站立位的屈曲伸展肢体运动，尤其是下肢踝关节膝关节的运动，还有室内孕期瑜伽、园艺活动、凯格尔运动及室外散步等，可循序渐进进行。

（3）疫病孕妇恢复期的运动强度和频率

1）疫病恢复期间孕妇运动强度、持续时间和频率应结合感染前运动习惯、恢复期症状、孕周、运动时自我感受等个体化情况，逐步恢复运动量，避免造成运动损伤及诱发新冠感染潜在的心肺损伤风险。一般来说，可以从每次 10 分钟左右的运动为一节，每天 2～3 次，然后慢慢增加。2 周内避免较大运动量，2～4 周慢慢增加，可以逐渐恢复到平时运动强度的 1/3 到 1/2。

2）疫病恢复后，仍不建议运动时间持续太长（一般不超过 1 小时），尤其是在室内气温较高的情况。注意长时间运动可能会造成孕妇脱水。如运动期间出现心率达到或超过 110 次/分，需暂时停止运动。如伴有胸闷、喘憋等不适情况，需要及时就医。

（4）高危妊娠孕妇疫病恢复期的运动指导：针对高危妊娠人群，如先兆流产、先兆早产、妊娠高血压疾病、前置胎盘、高龄孕妇（预产年龄 35 岁及以上）、复发性流产史的妊娠妇女，在疫病感染恢复期运动的相关研究不足，无法提供有效的证据。建议咨询产科专家，获取个体化运动建议。

参考文献

［1］中国妇幼保健协会妊娠合并糖尿病专业委员会，中华医学会妇产科学分会产科学组．妊娠期运动专家共识（草案）［J］．中华围产医学杂志，2021，24（9）：641－645．

［2］陈姚，陶鑫丽，欧阳振波，等．2019 年加拿大孕期锻炼临床实践指南的解读［J］．现代妇产科进展，2019，28（5）：388．

［3］中国中西医结合学会．新型冠状病毒肺炎中西医结合防治专家共识［J］．中国中西医结合杂志，2020，12，40（12）：1413－1423．

［4］李建生，张海龙．新型冠状病毒肺炎中医康复专家共识（第

一版）[J]. 中医学报，2020，35（4）：681 - 688.

[5] 王莉红，田伟. 习练八段锦对矫治社区居民血脂异常的辅助效果观察 [J]. 人民军医，2017，60（3）：249.

（毛威、杨立伟、彭美莲、仲子星）

2. 孕妇饮食营养

（1）孕期应保证充足碳水化合物的摄入：首选易消化的粮谷类食物。在孕早期，早孕反应不明显者可继续维持孕前平衡膳食，早孕反应严重影响进食者不必强调平衡膳食和规律进餐，但需保证碳水化合物的摄入量，每日至少130g，同时注意保证液量摄入，进食少或孕吐严重需及时就诊。

（2）孕中期开始应适当增加食物的摄入量：特别是摄入富含优质蛋白质、钙、铁、碘等营养素的食物。孕中、晚期每天饮奶量应增至500g；孕中期鱼、禽畜及蛋类总摄入量应增至150～200g，孕晚期增至200～250g；建议每周食用2～3次深海鱼类。

（3）孕期叶酸需要量增加：整个孕期应口服叶酸补充剂400μg/d，并注意摄入富含叶酸的食物，包括动物肝脏、蛋类、豆类、酵母、绿叶蔬菜、水果及坚果类。

（4）孕中、晚期应适当增加铁的摄入量：孕期血容量的增加及胎儿、胎盘组织的生长均需消耗铁元素。动物血、肝脏及红肉中铁含量丰富，吸收率高，每日摄入瘦肉50～100g，每周摄入1～2次动物血或肝脏20～50g，可基本满足机体对铁的需要。摄入含维生素C较多的蔬菜和水果有助于提高膳食铁的吸收与利用率。如出现贫血情况应及时就诊，评估是否需要补充铁剂。

（5）孕期应注意维生素D的补充：天然食物中维生素D含量较低，动物肝脏、蛋黄、奶油中含量相对较高。人体皮肤经紫外线照射可以合成维生素 D，应注意每日适当日晒。在冬季缺乏阳光或户外活动不足的情况下，可服用维生素 D 补充剂 10μg/d。

（6）孕期对碘的需要量增加：碘缺乏可导致胎儿发育不良、智力低下。孕期妇女除食用碘盐外，应每周摄入 1～2 次富含碘的海产食品，如海带、紫菜、贝类等。

（7）孕期应注意保证充足饮水量：每日 1700～2000mL。避免含糖饮料。禁烟酒。

孕期适宜增重对于减少孕期并发症、获得良好妊娠结局、减少产后体重滞留有重要意义。应定期监测体重，孕早期体重变化不大，可每月测量 1 次，孕中、晚期应每周测量体重。如出现孕期增重不足或增重过量，应及时就诊，完善产科及营养相关评估，进行适当营养干预。

（于康、魏薇）

3. 孕妇心理疏导

（1）疫病感染孕妇的心理状况及演变

1）疫病流行趋势下，孕妇感知到的焦虑、抑郁和创伤后应激障碍的患病率升高，这些与社会事件有着密不可分的关系，建议帮助疫病感染恢复期孕妇建立信心以应对疫病流行下的心理问题。

2）疫病在不同公共卫生措施的实施下，疫病感染恢复期孕妇感知压力及焦虑的内容会有所不同，推荐针对不同的阶段与问题做针对性的心理疏导。在群体感染的环境下不同阶段孕妇的担忧主要有：担忧其自身及胎儿感染风险；担忧抗病毒及相关药物使用对胎儿的损害；担忧分娩方式如何选择；担忧产后哺乳问题及新生儿感染等。

（2）疫病感染恢复期孕妇的心理健康促进：推荐通过各种方式的孕妇心理健康促进工作，帮助孕妇达到身体和心理的最优状态，提高心理健康水平，增强心理抗压能力，改善生活质量。这些方法包括开展心理健康教育、加强心理问题筛查、提供心理咨询服务、改善生活方式、加强家庭和社会支持等。

1）健康宣教：提供早期、客观、可靠的宣传，帮助孕妇建立面对疫病的信心；定期组织促进孕妇的心理健康水平及宣教科普活动。

2）生活方式：在疫病大流行的环境下，仍要保持良好、规律的生活方式，在合理防护的基础上，保持适当社交，鼓励疫病恢复期孕妇通过如八段锦等中医方法缓解焦虑紧张的情绪。

3）家庭支持：协助孕妇伴侣及家庭做好迎接新生命、面临疫病突发状况的心理准备。

4）社会支持：社区服务中心、志愿者、医院、官方传播平台等应提供尽可能的社会支持并宣传。

（3）疫病感染恢复期孕妇心理健康问题的筛查和评估：孕妇心理筛查和评估有助于早期识别孕妇的心理问题，及时干预或转诊。目前常用的孕妇心理筛查量表主要为自评量表，可在医务人员的指导下由孕妇自行填写完成，严重的可至医院心理门诊进行专业评估。

1）定期筛查：孕妇心理健康问题的筛查应该作为常规孕产期保健的重要组成部分，在每次产前或产后检查中，应常规发放心理健康筛查量表，关注孕妇的情绪状况，并了解其心理社会风险因素；产后访视应同时关注母亲心理状况及母婴互动情况。

2）筛查频率：至少应该在孕早期（13＋6周前）、孕中期（14～27＋6周）、孕晚期（28周及以后）和产后42天分别进行孕妇心理健康筛查。

3）常见筛查内容

a. 妊娠期压力：妊娠期压力评估可以了解妊娠期间特殊压力的来

源及其影响程度，并可以动态监测压力变化情况，对于压力评分较高或者持续升高者可以进行干预。

b. 分娩恐惧：分娩恐惧量表可作为测量孕妇分娩恐惧的有效工具。

c. 抑郁：孕产期抑郁推荐使用的筛查量表有爱丁堡产后抑郁量表（Edinburgh postnatal depression scale，EPDS）。

d. 焦虑、睡眠：孕产期焦虑推荐使用的筛查量表有 7 项广泛性焦虑障碍量表（GAD-7）、心境障碍问卷（PHQ-9）和阿森斯失眠量表（ASI）。

（4）负面情绪及常见心理问题的处理：在评估筛查阶段发现负面情绪及常见心理问题应及时转诊至卫生心理门诊，给予适当的指导与治疗。

参考文献

［1］孕产妇心理健康管理专家共识（2019 年）［J］．中国妇幼健康研究，2019，30（7）：781 - 786．

［2］卫生部关于印发《孕产期保健工作管理办法》和《孕产期保健工作规范》的通知［J］．中华人民共和国卫生部公报，2011（7）：13 - 24．

（毛威、杨立伟、彭美莲、郭心、廖峥娈）

4. 孕妇定期孕检

（1）疫病感染恢复期孕妇的产检基本原则

1）产前检查是监测胎儿生长发育和宫内生长环境、监护孕妇各系统变化、促进健康教育和咨询、提高妊娠质量、减少出生缺陷的重要措施。建议所有疫病恢复期孕妇保证必要的产前检查，根据我国《孕前和孕期保健指南（2018）》推荐，产前检查孕周分别为：妊娠 6～13 周[+6]，14～19 周[+6]，20～24 周，25～28 周，29～32 周，33～36 周，37～41 周；共 7～11 次，有高危因素者酌情增加次数。

2）疫病大流行期间，英国、美国等多个国家均减少了面诊产前检查的次数。对于具有妊娠合并症或并发症等高危因素的孕妇可先通过视频、电话、网络问诊等远程医疗手段进行评估，进一步合理分诊、预约就诊和检查，尽量在一次产检中完成所有检查内容，缩短就诊时间，减少接触的工作人员和其他患者。

3）鼓励并逐渐规范视频、电话、网络问诊、远程胎心监护等远程医疗服务技术的应用，但目前尚无足够的证据表明远程医疗服务可以取代最低限度的面诊产检。

（2）疫病感染恢复期孕妇的产前检查时间及内容

1）疫病感染后可能出现咽干、咽痛、发热等症状，孕妇的治疗原则与非孕妇一致，但需注意选择适合妊娠期使用的药物。此时期如无关键产前检查，可适当延期至疫病急性症状缓解后（一般 7～14 天）。

2）规范和系统的产前检查是保护母婴安全与健康的重要环节，孕早、中和晚期的关键检查各不相同。孕早期建议完善胎儿颈部透明层（NT）的厚度测定及孕早期血清学筛查（11～13 周[+6]）。孕中期建议完成孕中期血清学筛查（孕 15～20 周）或无创产前基因检测（孕 12～22 周[+6]），有胎儿染色体异常风险孕妇建议羊水穿刺（孕 16～24 周）行产前诊断。孕 20～24 周完成胎儿三维或四维超声，孕 24～27 周[+6]完成糖耐量筛查。孕晚期建议至少孕 32 周、36 周、38 周、40 周进行产前检查，存在高危因素的孕妇需增加产前检查次数。疫病恢复期孕妇需注意胎动计数，孕 32～34 周起可开始进行电子胎心监护，有高危因素者可考虑使用远程胎心监护增加监测频率。处于疫病恢复期的孕妇可根据自身康复情况，酌情选择合适时间完成必要的产前检查。

3）疫病感染一般不影响分娩方式，分娩方式和分娩时机选择主要取决于产科因素，推荐按期完成关键产前检查内容，降低妊娠合并症与并发症、新生儿出生缺陷等风险，孕 37～41 周产前检查时评估母胎情况并讨论分娩时机与方式。

4）处于疫病恢复期的孕妇，应根据自身孕周、孕期风险因素、本次妊娠情况、既往产前检查结果等个体化调整孕期保健策略。

（3）疫病恢复期孕妇的产前检查关注点

1）疫病感染孕妇出现并发症者发生早产、胎儿宫内生长受限、胎儿窘迫、死产等风险增加，剖宫产率升高；建议孕妇加强自我监测，恢复期应及时进行产前检查，必要时增加针对性检查。

2）研究发现重症感染患者静脉血栓栓塞症（VTE）发生率升高，孕妇处于生理性高凝状态，合并疫病感染后存在血栓形成的风险，需警惕血栓栓塞性疾病风险。疫病感染孕妇抗血栓药物治疗的必要性尚不明确，但需注意感染疫病增加静脉血栓栓塞风险，尤其是重症患者，建议充分评估，必要时用抗血栓药物。鼓励身体状况允许下可适当增加活动或进行如八段锦等中医功法减少血栓形成。

参考文献

［1］中华医学会妇产科学分会产科学组．孕前和孕期保健指南（2018）［J］.中华妇产科杂志，2018，53（1）：7－19.

［2］徐宜咏，黄凤华．远程胎心监护在新型冠状病毒肺炎疫情期间的应用［J］.武汉大学学报：医学版，2021，42（5）：733－736.

[3] 梁跃，李俊杰. 浅析健身气功·八段锦对经络的作用 [J]. 健身气功，2012，4：18－20.

（毛威、杨立伟、彭美莲、赵祎琪）

（三）小儿

1. 小儿疫病特点 小儿疫病感染的途径和成人一样，一是通过口或鼻吸入有病毒的飞沫和气溶胶；二是有病毒的飞沫和气溶胶溅到或落到孩子的口、鼻和眼睛；三是被病毒污染的手接触口、鼻和眼睛。但是儿童和成人感染后症状和病程有明显差异，发病快，少有肺炎，并呈现以下特点。

（1）小儿感染者几乎没有潜伏期，感染即发病。成人感染一般 3 天内发病，小儿多在 1 天内发病。

（2）小儿感染初期症状以发热为主，热型不定，但多数婴幼儿有高热表现。与成人感染初期咽干咽痛不同，小儿感染后尤其婴幼儿可能会因为体温迅速上升导致惊厥发生。

（3）小儿感染疫病主要侵袭上呼吸道，高热并不等同于重症。小儿免疫系统发育不够完善，虽然热度较高，但临床中多见于上呼吸道感染，极少出现肺部侵袭的现象，所以临床称为疫病感染。

（4）小儿热退伴有消化道症状。成人感染后症状主要集中在呼吸道，小儿除了呼吸道症状外，容易伴有呕吐、腹泻等胃肠道症状。

总体来讲，儿童及青少年感染疫病后绝大部分预后良好，呈现自限性病程，发生严重并发症和后遗症的概率较低。部分小儿因基础体质及疫病侵犯部位等原因也可能出现重症及并发症，如惊厥、肺炎、结膜炎和心肌炎等。部分平时患有过敏性疾病，如过敏性鼻炎、过敏性咳嗽和哮喘等疾病的患儿，容易在发病后逐渐出现其相应的过敏性疾病。

2. 小儿调理要点 总体来讲,儿童及青少年感染疫病后绝大部分预后良好,呈现自限性病程,发生严重并发症和后遗症的概率极低。家长应保持平和的心态,了解疫病感染的自然病程,既不轻视也不必过度焦虑。

(1) 持续做好防护,养成良好的卫生习惯

1) 不要带儿童及青少年去人群密集的场所、通风不良的室内或与他人长时间接触。外出时戴好口罩(3 岁以上儿童),与他人尽量保持距离。

2) 长期居家时,应做好室内通风。尽量选择在儿童及青少年外出活动时进行通风,或对每个房间进行单独通风。

3) 家庭成员外出回家后,应先洗手、洗脸、换衣服,再跟孩子接触。如果家中有呼吸道感染者,应与孩子保持距离,并戴好口罩。

4) 指导儿童及青少年养成良好的卫生习惯。饭前便后、打喷嚏、咳嗽和清洁鼻子后、外出归来后均要洗手。

(2) 养成良好生活习惯,增强自身抵抗力

1) 规律作息,睡眠充足。按时上床、起床,1 岁以内保证每天至少睡眠 12 个小时,幼儿园之前 11 个小时,幼儿园 10 个小时,小学生每天至少 9 个小时,中学生 8 个小时。

2) 循序渐进,锻炼身体。疫病感染康复后,建议逐渐适当增加室外活动和体育锻炼,强度以孩子没有不适感为宜。

3) 三餐规律,饮食均衡。不偏食、不挑食,培养健康饮食习惯。

4) 其他:合理增减衣物,关注儿童及青少年的心理健康。

(3) 正确对待恢复期症状:疫病感染后部分儿童及青少年会持续咳嗽一段时间。如果一般情况好,不影响日常生活,不需特殊处理,通

常不主张应用镇咳药。但如果患儿原本有支气管哮喘、过敏性鼻炎等，咳嗽时间超过 3 周仍不恢复、夜间咳嗽为主，也需及时就医。

先天性心脏病、慢性肺部疾病、神经系统疾病、重度营养不良、肿瘤、肥胖、糖尿病或遗传性疾病、免疫缺陷者或长期使用免疫抑制剂、早产儿或新生儿等易发生重症的高危人群，家长应提高警惕。当孩子 3 天以上持续高热不退、呼吸急促、精神萎靡、持续胸闷、胸痛或者病情加重时，应及时就医。

参考文献

［1］王劲，王丹，陈国策，等．以消化道症状为首发表现的新生儿 SARS-COV-2 感染 1 例［J］．中国当代儿科杂志，2020（3）：1 - 4．

［2］中国医院协会急救中心（站）分会，中华医学会急诊医学分会，中国产业用纺织品行业协会，等．防护型口罩临床医疗应用专家共识［J］．中华急诊医学杂志，2020，29（3）：320 - 326．

［3］陈志敏，傅君芬，舒强，等．儿童 2019 冠状病毒病（COVID-19）诊疗指南（第二版）．浙江大学学报（医学版）．［2020 - 02 - 01］．DOI：10.3785/j.issn.1008 - 9292．

（宋福印、蔡胜杰）

3. 小儿推拿

（1）风寒犯肺

临床表现：恶寒发热，无汗，头痛，鼻塞，流清涕，喷嚏，咳嗽，有痰，喉痒，舌淡红，苔薄白，脉浮紧，指纹淡红。

处方：清肺经 300 次，清天河水 200 次，推三关 200 次，揉外劳宫 150 次，揉迎香穴 100 次，开天门 50 次，推坎宫 50 次，揉膻中穴 150 次，揉天突穴 150 次，揉肺俞 100 次。

（2）风热袭肺

临床表现：发热重，恶寒轻或恶风，有汗，头痛，鼻塞流黄色脓涕，喷嚏，咳嗽，痰黄黏，咽红肿疼痛，口干渴，舌质红，苔薄黄，脉浮数，指纹紫红。

处方：清肺经 300 次，清天河水 200 次，退六腑 200 次，揉内劳宫 150 次，揉迎香穴 100 次，开天门 50 次，推坎宫 50 次，揉膻中穴 200 次，清天柱骨 150 次，揉肺俞 100 次。

（3）邪客肠胃

临床表现：大便泄泻稀水，粪色淡黄，恶寒发热无汗，流鼻涕，咳嗽，胸闷泛恶，呕吐，腹胀疼痛，有时肠鸣，舌苔薄白而腻。

处方：补脾经 300 次，补大肠 200 次，揉外劳宫 100 次，揉一窝风 100 次，逆时针摩腹 150 次，上推七节骨 100 次，揉迎香穴 100 次，揉膻中穴 150 次。

（4）肺脾气虚

临床表现：不思饮食，形体消瘦，面色少华，神疲，便溏，或完谷不化，常自汗出，舌质淡，苔薄白，脉无力，指纹淡。

处方：补脾经 300 次，补肺经 300 次，清大肠 200 次，运八卦 150 次，推三关 200 次，摩腹 150 次，捏脊 5 遍，点揉足三里 150 次。

参考文献

［1］陆中华，殷大池，葛静，等．中医辨证分型结合推拿治疗小儿肺炎的临床疗效分析［J］．世界最新医学信息文摘，2017，17（81）：98．

［2］谢春奇，刘婷．春季高峰期儿童肺炎感染的原因分析及其相

应治疗对策 [J]. 黑龙江医学, 2017, 41 (1): 22-23.

[3] 刘俊香. 中医推拿治疗支气管肺炎合并腹泻的疗效观察 [J]. 临床合理用药杂志, 2013, 6 (4): 95-96.

[4] 王彦平, 贺涛. 推拿配合辨证治疗小儿肺炎 39 例 [J]. 陕西中医, 2012, 33 (7): 801-802.

[5] 孙润菲, 孙明瑜. 中医抗"疫"对新型冠状病毒肺炎防治带来的思考 [J]. 辽宁中医药大学学报, 2020, 22 (3): 123-126.

[6] 徐心尉, 赵伟, 赵波, 等. 探讨小儿推拿在儿童防治新型冠状病毒肺炎的作用 [J]. 按摩与康复医学, 2022, 13 (7): 6-8.

[7] 马融, 许华. 中医儿科学 [M]. 北京: 人民卫生出版社, 2015.

[8] 廖品东. 小儿推拿学 [M]. 2 版. 北京: 人民卫生出版社, 2016.

（张湘龙、刘朝宏、张艺川、范垟禹琪）

4. 小儿饮食营养 小儿应注意健康饮食习惯的培养，定时定量、饮食规律。学龄前儿童每天三次正餐＋两次加餐，学龄儿童每日三餐。注重食物多样、合理搭配。清淡饮食，少盐少油少糖，享受食物天然的味道，不挑食偏食、不暴饮暴食。

早餐提供的能量和营养素应占全天的 25%～30%，午餐占 30%～40%，晚餐占 30%～35%。尤其要重视早餐的营养质量，早餐食物应包括谷薯类、蔬菜、水果、奶、动物性食物、豆、坚果等食物中的三类及以上。

保证充足优质蛋白摄入。鱼、禽、肉、蛋、奶和大豆类食物是优质蛋白的良好来源。应鼓励儿童每天饮奶，建议每天饮奶量为 300～500mL 或相当量的奶制品。

合理选择零食。以不影响正餐为前提，多选营养素密度较高的食物如奶类、蛋类、水果、坚果作为零食。少吃含脂肪较高的油炸食品；限制含反式脂肪酸食物的摄入，如人造奶油蛋糕、起酥糕点等。控制添加糖的摄入，少吃糖果、糕点、蜜饯等食物，不喝含糖饮料。

保证足量饮水。做到定时、少量多次饮水，不等口渴后再喝水，建议每个课间喝 100～200mL 水。

对于营养不良的儿童，要在保证能量摄入充足的基础上，增加富含优质蛋白质食物的摄入，保证新鲜蔬菜和水果的摄入，纠正偏食、挑食和过度节食等不健康饮食行为，并保持适宜的身体活动。

对于肥胖的儿童，要在保证正常生长发育的前提下调整膳食结构、控制总能量摄入，减少高糖、高脂、高能量食物的摄入，合理安排三餐。在饮食调整的同时配合行为矫正，并逐步增加运动频率、强度和时长，养成规律运动的习惯，减少久坐。

（于康、魏薇、董术发）

5. 小儿辨证分型

（1）肺脾气虚

临床表现：气短乏力，神疲倦怠，动辄汗出，咳嗽无力，纳差呕恶，便溏不爽，面白少华，舌质淡，苔薄白，脉细无力。

推荐方药：人参五味子汤（《幼幼集成》）加减。人参、炒白术、茯苓、炙甘草、陈皮、麦冬、五味子、莲子肉、生姜、大枣、香橼、佛手等，水煎服。

中成药：小儿肺咳颗粒。

健康食品：黄精、山药、野生蓝莓花青素冻干粉/片。

非药物疗法：可采用捏脊疗法，具有调阴阳、理气血、和脏腑、通经络的作用，可提高患儿免疫力，增强体质，防止反复呼吸道感染。每天 1 次，每周治疗 5 天，4 周为 1 个疗程。

（2）气阴两虚

临床表现：气短乏力，口干口渴，多汗，纳差，低热或无热，干咳少痰，舌干红少苔，脉细或无力。

推荐方药：沙参麦冬汤（《温病条辨》）合六君子汤（《医学正传》）加减。党参、麦冬、沙参、五味子、桑叶、川贝母、生甘草、炒白术、丹参等，水煎服。

中成药：生脉饮。

健康食品：黄精、百合、山药。

非药物疗法：补肺经 300 次，揉内劳宫 150 次，推三关 200 次，清天河水 200 次，揉膻中穴 200 次，清天柱骨 150 次，捏脊 5 遍。

（3）肺热津伤

临床表现：干咳少痰，低热盗汗，面色潮红，五心烦热，舌质红乏津，舌苔花剥、少苔或无苔，脉细数。

推荐方药：沙参麦冬汤（《温病条辨》）加减。沙参、麦冬、玉竹、甘草、桑叶、白扁豆、天花粉、枇杷叶、地骨皮等，水煎服。

中成药：金银花口服液、急支糖浆。

健康食品：百合、荸荠。

非药物疗法：针刺取穴：①天突、内关、曲池、丰隆。②肺俞、尺泽、太白、太冲。每日取 1 组，两组交替使用，1 日 1 次，10～15 次为 1 疗程，中等刺激，或针后加灸。

（4）寒邪郁肺

临床表现：偶发咳嗽，痰稀色白，形寒肢冷，鼻塞流清涕，面色淡白，舌质淡红，舌苔白滑或薄白，脉浮紧。

推荐方药：杏苏散（《温病条辨》）加减。杏仁、苏叶、陈皮、茯苓、法半夏、桔梗、甘草等，水煎服。

中成药：杏苏止咳冲剂。

健康食品：橘皮、杏仁、佛手。

非药物疗法：灸法，取大椎、风门、肺俞。用艾炷 1 ~ 2 壮，依次灸治，每穴 5 ~ 10 分钟，以表面皮肤潮热为宜，1 日 1 ~ 2 次。用于风寒感冒证。

参考文献

［1］马融. 中医儿科学［M］. 北京：中国中医药出版社，2016.

［2］陈复正. 幼幼集成［M］. 北京：人民卫生出版社，2023.

［3］吴瑭，杨进. 温病条辨（中医临床必读丛书）［M］. 北京：人民卫生出版社，2017.

［4］虞抟. 医学正传（中医非物质文化遗产临床经典名著）［M］. 北京：中国医药科技出版社，2011.

（李显筑、李然、李勇、曲方园）